LLOFFA YN LLŶN: TREM YN ÔL

LLOFFA YN LLŶN:
Trem yn ôl

gan

Emyr Wyn Jones

GWASG GEE
DINBYCH

© Dr. Emyr Wyn Jones 1994

ISBN 0 7074 0259 X

Cedwir pob hawl. Ni chaniateir atgynhyrchu unrhyw ran o'r cyhoeddiad hwn na'i gadw mewn cyfundrefn adferadwy na'i drosglwyddo mewn unrhyw gyfrwng electronig, electrostatig, tâp magnetic, mecanyddol, ffotogopïo, recordio, nac fel arall heb ganiatâd ymlaen llaw gan y cyhoeddwyr, Gwasg Gee.

Dymuna'r cyhoeddwyr gydnabod cymorth Adran Olygyddol y Cyngor Llyfrau Cymraeg.

Argraffwyd a chyhoeddwyd gan:
GWASG GEE, LÔN SWAN, DINBYCH

Cyfrolau eraill gan yr Awdur:

IN MEMORIAM — ENID WYN (1968)

CYFAREDD COF (1970)

AR FFINIAU MEDDYGAETH (1971)

YSGUBAU'R MEDDYG (1973)

CYNDYN DDORAU AC YSGRIFAU ERAILL (1978)

A KINSMAN KING (1980)

YR ANTERLIWT GOLL (1984)

BOSWORTH FIELD AND ITS PRELIMINARIES: A WELSH RETROSPECT (1984)

DIOCESAN DISCORD — A FAMILY AFFAIR: ST. ASAPH 1779-1786 (1988)

SIR HENRY M. STANLEY: THE ENIGMA (1989)

HENRY M. STANLEY: PENTEWYN TÂN, A'I GYMHLETHDOD PHAETONAIDD (1992)

YMGIPRYS AM Y GORON . . . AC YSGRIFAU ERAILL (1992)

Cyflwynedig

i

Goffadwriaeth

fy rhieni

CYNNWYS

Gair o Ddiolch 11

Rhagair 13

Rhagymadrodd 15

'Meddyges' Bryn Canaid, Aberdaron: Llawysgrif
William Jones 29

Nodiadau ar y Ddogfen 47

Dilyniad: Cyfrolau Meddygol Cyfoes 55

Cipolwg ar Hen Gymdeithas pendraw Llŷn ac
Enlli 59

Cyfeiriadau 62

William Jones a'i Effemera o Enlli 63

GAIR O DDIOLCH

Dyletswydd bleserus iawn yw datgan fy niolch cywir i nifer o gyfeillion am ateb fy mynych holiadau gyda sirioldeb ac amynedd. Mawr yw fy nyled iddynt am eu hynawsedd ac am eu parodrwydd i'm cynorthwyo. Priodol yw enwi'n arbennig: Mr. Tom Jones, mab y diweddar William Jones, Gladstone, Aberdaron; Mr. a Mrs. Chatfield, Y Rhiw; Mr. Bryn R. Parry, M.A., D.A.A., Archifydd a Swyddog Amgueddfeydd Gwynedd; Mrs. Nan Parri o Gaernarfon, un o ddisgynyddion Capten Rees Griffiths, Enlli, ac un sydd wedi ymchwilio'n ddyfal i hanes ei hynafiaid ym Mhen Llŷn; Mr. Rheon Pritchard, Llyfrgellydd Cymraeg, Coleg Prifysgol Gogledd Cymru, Bangor; ac yn olaf Mrs. Lena Williams, Madryn, Aberdaron. Mae hi yn ferch i Griffith Ellis, Glandon, ac wedi byw yn y pentre trwy gydol ei hoes faith. O ganlyniad mae ei hatgofion yn ddiddorol a gwerthfawr dros ben.

Rwy'n dymuno hefyd ddatgan fy niolch cywir iawn i Wasg Gee, Dinbych, am gydweithrediad tra effeithiol a rhadlon, ac am waith hynod o lân a graenus — fel arfer — ar y gyfrol. Rwyf hefyd mewn dyled fawr i Mrs. Carys Briddon unwaith eto am ei chymorth a'i dyfalbarhad yn rhoi trefn ar y llawysgrif. Hyfrydwch yw datgan fy niolch iddi am ei doniau arbennig a'i hir amynedd. Ac yn olaf dymunaf ddiolch yn gynnes iawn i'r Cyngor Llyfrau Cymraeg am gyfarwyddyd craff a chefnogaeth werthfawr.

RHAGAIR

Nid afresymol yw barnu mai calon y llyfryn hwn yw'r hen feddyginiaethau a drafodir ynddo. Mae hynny'n rhannol wir, ond rhannol yn unig, oblegid mae'r galon yn llochesu mewn corff, a'r 'corff' yn yr achos yma oedd gwerin Aberdaron, Uwchmynydd ac Enlli yn ystod y ganrif ddiwethaf a dechrau'r ganrif bresennol. Yno y trigai hen gymdeithas syml yn ystyr orau'r gair — teuluoedd croesawgar, unplyg a diddichell — at ei gilydd yn dibynnu ar ffermio'r tyddyn a physgota am eu cynhaliaeth.

Rhan o'r teulu mawr gwerinol yma oedd 'Hen Feddyges Bryn Canaid', ac amhosibl amgyffred na'i gweithgareddau na'i swyddogaeth hi heb sôn am y gymdeithas o'i chwmpas. Dyma'r cyfiawnhad am yr atgofion personol sy'n sail i'r 'Trem yn Ôl' fel is-deitl, ac yn arwyddo mai anochel oedd lledu'r gorwelion y tu hwnt i'r bwthyn.

Dyma hefyd paham yr ychwanegwyd yr hen ddogfennau anfeddygol o Enlli. Mae'r rhain, ynghyd â'r rhai blaenorol, yn cyfleu mewn ffordd unigryw syniad teg am natur y gymdeithas a oedd wedi dechrau encilio dri chwarter canrif yn ôl, ac sydd wedi llwyr ddiflannu erbyn hyn. O ganlyniad fe gredir yn hyderus fod yr atgofion personol yn gwbl berthnasol i galon y gyfrol, oherwydd mae'r 'galon' a'r 'corff' yn anwahanadwy.

O'r dechrau nid trafod yr 'Hen Feddyges', ei doniau cynhenid a'i thriniaethau anghyffredin, oedd unig amcan yr astudiaeth, oblegid fe deimlid mai bron yr un mor bwysig oedd yr ymdrech i ddiogelu a throsglwyddo rhywbeth o rin y 'tangnef dwfn, di-wae' a ymgartrefai yn eithafoedd Llŷn yn y cyfnod euraid hwnnw. Er gwaethaf yr holl gyfnewidiadau ysgubol a welwyd, fe geir yno o hyd trwy drugaredd — 'ar draethell unig . . . ym mrig yr hwyr' — falmaidd chwa o'r hen 'atgofus dangnefeddus wynt'.

RHAGYMADRODD

Mae'n rhaid fod seintiau fyrdd yn Llŷn ystalm
Beth arall ydyw'r hud sydd ar y lle,
Ond dwyster gweddi a diweirdeb salm
Wedi rhyw lynu rhwng y ddaer a'r ne:

* * * *

Gan adael yno'r tangnef dwfn, di-wae,
A'r tegwch nad yw'n degwch clawdd na chae.

R. MEIRION ROBERTS

Ychydig flynyddoedd yn ôl bellach cefais sypyn o ddalennau yn anrheg gan fy hen gyfaill William Jones (Gwilym Daron), Gladstone House, Aberdaron. Roeddynt yn ei lawysgrif ei hun. Nid hwn oedd y tro cyntaf imi dderbyn rhodd o'r natur yma ganddo, a thrist yw sylweddoli mai dyma'r olaf a dderbyniais o'i law. Rwy'n gwybod erbyn hyn nad oes dim o gyffelyb natur ar ôl yn ei hen gartref.

Roedd Wil Gladstone, oblegid felly yr adnabyddid ef gan bawb yn Aberdaron a'r cyffiniau, a minnau yn gyfeillion er pan wyf yn cofio dim. Pan oeddwn yn blentyn byddwn yn arfer mynd i aros bob mis Awst yn lled gyson gyda Griffith Ellis, Glandon, Aberdaron, cyfaill mynwesol fy nhad. Roedd Wil yn un o blant y pentre a fyddai yno i'm derbyn i, grwtyn dieithr, yn llawen bob amser. Dyma fyddai'r gwyliau haf arferol, a'm tad yn llenwi'r Suliau gyda chyhoeddiadau yng nghapeli Deunant, Uwchmynydd, Penycaerau a'r Tŷ Mawr.

Mae Aberdaron, fel pob ardal yn Llŷn, wedi newid gryn dipyn erbyn hyn, ond trwy drugaredd mae wedi newid llai o lawer nag unrhyw bentre arall y gwn i amdano. Cyfnodau euraid ysblennydd a digymar oedd y rheini a dreuliais ym Mhen Llŷn yn fy machgendod, ac 'mewn angof ni chânt fod'.

Er fy mod yn lled ifanc ar y pryd roedd Aberdaron ac Uwchmynydd wedi gafael ynof yn llechwraidd bron, ac mewn modd annelwig wedi 'fy rhwymo heb im wybod wrth golofnau pur' Pen Llŷn. Oblegid 'y nef' mewn gwirionedd i fachgen iach a nwyfus oedd yr ardal yr adeg honno. Er bod gennyf berthnasau hynaws a chroesawgar yn Edern a Llanbedrog, tuag at Aberdaron yn arbennig y byddwn yn cyfeirio fy nghamre o'r Waun- fawr, Arfon, neu'n fwy manwl yn cyfeirio fy meic a phac ar fy nghefn, ar hyd ffordd y pererinion, a'r llwybrau persawrus ar hyd pen gelltydd y môr, a heibio'r hen eglwysi a'r cromlechau, a'r maen hir yn Llangwnnadl.

Wrth gyrraedd pen y siwrnai roedd yn brofiad gwefreiddiol bob amser gweld y bae yn ymagor, a Phen y Cil a Thrwyn Penrhyn megis dwy fraich warcheidiol yn ymestyn fel petai i amddiffyn ac i anwesu'r traeth. Os nad oeddynt allan yn pysgota neu'n codi cewyll byddai nifer o gychod agored yn gorwedd yn drefnus ar y traeth, ac yn llochesu'n ddiddos dan gysgod mur mynwent hen Eglwys Hywyn Sant, ac yno roeddynt yn ddiogel o afael y pen llanw. Erys enwau rhai ohonynt ar fy nghof — y *Realm*, y *Lil* a'r *Kent*, cwch mawr llwyd *Dorando* William Owen, a chwch du, trwm a dienw yr hen wron Wil Gegin yn gorffwyso'n swrth ar ei ben ei hun dan Ben yr Odyn. Droeon gwelais y sgwner *Pilgrim* wedi rhedeg i'r traeth wrth Garreg y Ring ac yn dadlwytho cargo o lo. Ym Mhorth Meudwy y cedwid y *Sea Lion*, Tir Glyn, a'r *Bet*, Bryn Chwilog. Dyma lanfa pobl Uwchmynydd.

Cyn codi'r morglawdd i amddiffyn y pentre rhag

rhyferthwy'r drycinoedd, byddai'r dyfroedd, pan oedd y llanw'n uchel, yn carlamu i iard Io Griffith Ellis ar eu ffordd i ganol y pentre. Canlyniad trist, ond anorfod mae'n debyg, codi'r morglawdd yn lled ddiweddar oedd diflaniad y cwbl o olion yr hen odyn galch. Mae'r fangre yn para'n fyw yn fy nghof, oblegid ar Ben yr Odyn, uwchlaw'r traeth, fin nos yn yr haf y cyfarfyddai twr o hynafgwyr y pentre, nifer ohonynt yn batriarchaidd o farfog, gan eistedd ar hen fast llong hwyliau a olchwyd i'r traeth. Dyma oedd eu cyfle i drafod pynciau'r dydd ac i olrhain hynt a helynt hwn ac arall — ac, wrth gwrs, i 'dd'rogan' y tywydd, oherwydd fod diwrnod da i 'sgota' mor bwysig iddynt. Sonnir yn y man am yr efail fel Tŷ'r Cyffredin yn nhrefniant cymdeithasol y pentref, ond Pen yr Odyn oedd Tŷ'r Arglwyddi. Fodd bynnag, mae'n rhaid atal llifeiriant afreolus y cof a throi'n ôl at William Jones.

Parhaodd cyfeillgarwch William a minnau hyd ei farwolaeth yn 76 mlwydd oed ym 1985. Tyfodd yn llanc ifanc cyhyrog ac yn naturiol ddigon aeth i fwrw ei brentisiaeth yn of yn efail ei dad yn y pentref, ar fin Nant Cyll y Felin. Datblygodd yn grefftwr medrus. Ni fodlonai ar bedoli'r ceffylau a thrwsio celfi fferm yn unig, oblegid meithrinodd y ddawn o lunio gwaith haearn addurnol. Mae enghraifft dda o'i waith i'w gweld yn awr yn y gât i fynwent Eglwys Llangwnnadl.

Bu wrth ei waith fel gof yr ardal nes iddo orfod ymddeol oherwydd anhwylustod gydag ysgwydd rewedig gaeth, a helbul poenus a chynyddol gyda'i gefn — anhwylderau yn uniongyrchol gysylltiedig â'i waith. O ganlyniad bu dan orfodaeth i eistedd wrth y tân mewn cadair orthopedeg am amser maith, a phrin y medrai ymlwybro, a hynny ddim ond yn awr ac yn y man, i'r pentref. Ond nid enciliodd i gell meudwy ac roedd cymdogion yn troi i mewn yn barhaus am ymgom, oherwydd roedd William yn gwmnïwr diddan ac yn ei ystyried ei hun yn fath o hanesydd answyddogol y fro.

Er ei gaethiwo i'r gongl gan hualau corfforol, parhaodd meddwl William yn effro a'i ysbryd yn ddirwgnach. Darllenai lyfrau Cymraeg, roedd yn sgwrsiwr bywiog ac fe ysgrifennodd gryn dipyn hefyd, ond ni chyhoeddwyd dim o'i waith. Gosodai ei bapurau ar yr hambwrdd mawr a orffwysai ar draws dwyfraich ei gadair. Er gwaethaf cur a llesgedd fe lwyddodd i roi nifer o'i atgofion ar gof a chadw. Pan oeddwn yn trafod gydag ef beth amser yn ôl 'Alarnad' Ieuan Lleyn wedi suddiad cwch Enlli — tro alaethus a ddigwyddodd y dydd olaf o Dachwedd 1822 — sylweddolais fod William yn lleisiwr da, ac yn gallu canu'n gywir a digyfeiliant yr hen alaw yn y modd traddodiadol Dorian ar gyfer y geiriau.

Am flynyddoedd lawer yr efail oedd senedd y pentre. Yno y byddai gweithwyr yr ardal — y ffermwyr, y tyddynwyr a'r pysgotwyr, a dynion cyhyrog Enlli yn eu tro yn ymgynnull yn ystod y dydd. Cyflwr y ceffylau, castiau cŵn a champau'r cychod fyddai testunau'r chwedleua diddan a'r pencawna diddig. Ni fyddai neb byth yn ymddangos ar frys. Os nad oedd prysurdeb mawr byddai un ohonom ni'r hogiau yn cael yr anhraethol fraint o fegino'r tân. Roedd yr efail yn fangre ddelfrydol a phob stelc yno'n gyfle i gasglu pob math ar wybodaeth, boed y sgwrs yn glebran arwynebol neu'n ddoethinebu gwerthfawr. Yn aml ddigon roedd cryn dipyn o'r chwedleua y tu draw i'n dirnadaeth ni'r plant.

Yn ystod fy ymweliadau cynnar, Hugh Jones, tad William, oedd y gof, a'r pryd hynny efe oedd 'Llefarydd' y Senedd. Yng nghyflawnder yr amser gosodwyd ei fantell ar ysgwyddau William. Tua'r adeg honno roedd y pentref bron yn hunangynhaliol. Roedd yno Hugh Jones arall hefyd a'i orchwyl ef yr un mor hanfodol â gwaith y gof. Ef oedd y melinydd a bob amser byddai'n wyn o'i gorun i'w draed dan orchudd o baill. Gwelid dau grydd a saer coed yn y pentre, a saer arall yn arbenigo ar y grefft o adeiladu cychod. Gweithredai'r olaf yn aml ar batrwm symudol a saerniai gwch yn ysgubor ei archebydd, megis y byddai'r teiliwr gwlad gynt yn ymlwybro gyda'i offer o gegin un fferm i'r llall i ddilladu'r teulu. Cefais gyfle'n ddiweddar i gasglu atgofion brodorol am hen grefftwyr a siopwyr y pentre cyn ac yn ystod y Rhyfel Byd Cyntaf, ond er mor ddiddorol yw'r stori nid dyma'r amser cyfaddas i ymhelaethu, gydag un eithriad yn unig. Ni fedraf osgoi crybwyll y ffaith mai eleni y bu farw, yn gant oed, yr olaf o hen frodorion Uwchmynydd a fyddai'n arfer mynd yn gyson o gwmpas y meysydd i loffa, pan oedd yn ifanc. Priodol hefyd nodi fod *Ann,* cwch o wneuthuriad Robin Ellis, Glandon, â'i law ei hun, wedi cael glanfa ddiogel yn Amgueddfa Werin Cymru, Sain Ffagan.

Ymddengys i mi fod y troednodyn ar ddiwedd 'Galarnad' Ieuan Lleyn ar achlysur suddiad cwch Enlli yn dangos yn eglur helaethrwydd y ddarpariaeth yn siopau cefn gwlad Llŷn yn yr hen amser. Dyma'r nodyn:

> D.S. — Pwy bynag a Argraffo yr Alarnad hon, heb gael caniatad gan Griffith Williams Jones, *Grocer and Draper, Dealer in Boots, Shoes, Leather, Oil Paints, Twine, Ropes, Glasses, Ground and Sheet Glass,* HBBRON [sic], a fydd yn agored i gael ei gosbi.

Prin y byddai angen i ddyddynwyr Llŷn ymgymryd yn aml â'r daith drafferthus i Bwllheli i siopa tra oedd cyfleusterau lleol ar raddfa mor helaeth wrth law yn hwylus. Roedd Siop Penycaerau yn ei dydd, fe ddywedir, yn fwy cynhwysfawr ac enwocach fyth.

Roedd Aberdaron yr adeg honno yn fy hanes yn drwyadl Gymreig rownd y flwyddyn, ac nid oedd sôn am gymhlethdodau tai haf estronol. Taith ym mrêc fawr, ac yn ddiweddarach gyda bws, Tocia, oedd unig gyswllt mwyafrif y trigolion â'r byd mawr allanol ym Mhwllheli — ugain milltir o Uwchmynydd, a chertmyn fel Dic Fantol a gludai'r nwyddau o'r dref. Dyma'r amser pan fyddwn i yn mynd drosodd i Enlli a chael yr hyfrydwch o weld teulu brodorol yn byw ymhob un o'r ffermydd, a Love Pritchard yn frenin ar yr ynys.

Rwy'n ei gofio yn dda, a'i locsyn cringoch erbyn hynny'n dechrau gwynnu, ond ni welais mohono yn gwisgo ei goron — er mawr siom imi. 'Un o deulu Tŷ Pellaf' ydoedd ef, a'i ragflaenydd yn y 'frenhiniaeth' oedd John Williams. Pan fyddai'r môr yn lled dawel glaniai cwch Enlli ar y traeth yn Aberdaron yng nghysgod yr Eglwys, ac yno y dadlwythid y cargo. Dro arall, pan oedd ymchwydd y tonnau yn ffyrnig a 'gormod o swel', roedd perygl i'r cwch wrth daro i lawr ar y tywod 'fynd ar draws y traeth' a throi wyneb i waered ar amrant.

Ar adegau felly byddid yn glanio yng nghilfach gysgodol Porth Meudwy, ac fe welid y criw yn cerdded yn llafurus un ar ôl y llall a'r cargo yn baciau ar eu cefnau ar hyd llwybr cul Penrallt i Borth Samnai [Simdde], ac yna ar hyd y traeth i'r pentre. Os nad oedd modd i'r cwch ddychwelyd yn hwylus yr un diwrnod byddai Love yn aros gyda pherthynas iddo, yr hen Catrin Pritchard, a'i chartref yn union y tu ôl i Glandon.

Yn llaw y 'Brenin' y gorffwysai'r dyfarniad pa bryd i droi'n ôl am Enlli. Erys o hyd dystiolaeth lafar ddifalais a diniwed ddigon y byddai'r 'Hen Love' braidd yn orawyddus i chwilio am esgus dros ohirio dychweliad y cwch am ddiwrnod neu ddau, dyweder, os gwir y goel:

> Mae Mynydd y Rhiw yn gwisgo'i gap
> 'Does fawr o hap am dywydd.

Os oedd y blaenllanw'n ewynnog iawn ar drwyn Pen y Cil, neu ei bod hi'n nosi'n gynnar, yna roedd rheswm digonol i oedi yn Aberdaron a thrwy hynny roi cyfle haeddiannol iawn iddo ef a rhai o'i ddeiliaid fwynhau noswaith neu ddwy o ddiddanwch yn nhafarn Tŷ Newydd neu'r 'Ship'.

Nid yw'n anodd, hyd yn oed yn awr ar ôl cynifer o flynyddoedd, ennyn y cyffro o gael 'mynd allan' gyda'r pysgotwyr pan fyddai si ar led fod yna ddigon o fecryll ym 'môr y gogledd'. Golygai hyn adael cysgod Pen y Cil a'i 'orllewinol noddol nawdd', chwedl Ieuan Lleyn, a throi heibio'r Garreg Ddu a'i haid o forloi, mynd ymlaen dan wg dibyn erchyll ac unionsyth y Parwyd, heibio'r Maen Melyn, Braich y Pwll a Phorth Llanllawen, nes cyrraedd Dinas a Phorthor. Fwy nag unwaith ni chafwyd 'helfa wyrthiol' o fecryll ar ôl y fath drafferth, ond roedd cyffro'r ymdrech yn dâl digonol. Trwy drugaredd roedd y pysgotwyr yn gyfarwydd iawn â theitiau'r Swnt ac yn ymwybodol o'u rhuthr a'u dichell. Gofalu am amseriad cywir oedd y gyfrinach.

Onid yw Pen Llŷn yn frith gan enwau swynol, sy'n rhan hanfodol o hud a lledrith ei bröydd? Dyma ddyrnaid o Uwchmynydd yn unig — Cwrt, Secar (yr *Exchequer* gynt, fe ddywedir, gwelwyd yr enw Saesneg yn llawn yng Nghofrestr yr Eglwys yn 1831, ond erbyn 1860 roedd wedi ei gwtogi a'i Gymreigeiddio), Bodermid a Phorth Meudwy, Trwyn y Gwyddel a Gwag y Noe, Cae Crin a Bryn Canaid. Nid heb reswm y gwelir enw awgrymog fel Gwag y Noe, oblegid tir cras ar y cyfan oedd i'w weld ym mhen pellaf Llŷn. Ar ambell haf sych iawn, a phawb yn dibynnu ar ffynhonnau yr adeg honno — ymhell cyn i neb ddychmygu am y posibilrwydd o ddod â dŵr yno yr holl ffordd o Lyn Cwmystradllyn — bûm innau yn helpu o dro i dro i gario ychydig ddefaid i bori ar Ynys Gwylan Fawr. Anodd fyddai cael enghraifft fwy trawiadol o'r cyni a lechai mewn ambell dyddyn, lle roedd y borfa wedi mynd yn llwm iawn.

Cyfeiriais eisoes mewn ysgrif arall at fy mraint o gael teithio i Aberdaron ym mrêc fawr Tocia. Ond rwy'n cofio'r hynafgwyr yn sôn am ddull y *tyddynwyr* o drafaelu mewn cyfnod cryn dipyn yn gynharach, ar eu siwrneiau unwaith neu ddwywaith y flwyddyn i Bwllheli. Clywais mai'r arferiad oedd ysgafnhau'r drol trwy ddatgysylltu'r trwmbal — mater o bwys pan oeddid yn trefnu taith efallai o ddeugain milltir yn ôl a blaen. Ar ôl rhoi'r ceffyl yn y llorpiau byddai tyddynnwr a'i wraig yn eistedd ar sach ar yr echel, a'u deutroed yn gorffwys ar ddolen o raff. Ni fedraf amseru'r arferiad, ond tybiaf ei fod mewn grym ganol y ganrif ddiwethaf. Roedd pethau'n fwy hylaw o lawer i'r *ffarmwr* oblegid roedd ganddo ef y trap ysgafn dwy olwyn, a merlen nwyfus i'w dynnu'n ddidrafferth.

Pan oeddwn fachgennyn ac yn rhy ifanc i deithio ar gefn beic dros y rhiwiau serth o gwmpas Aberdaron, roedd gennyf innau ddull personol hwylus i fynd o gwmpas a gweld y wlad. O bryd i'w gilydd fe roddid cyfle imi farchogaeth — mae'n debyg nad dyna'r union air — ar gefn Sambo, mul bach Hugh Jones y Felin, cyn belled â Thir Glyn neu lethrau Anelog. Cychwynnem ein dau yn bwyllog, os nad yn urddasol, o araf, a Sambo yn penodi'r arafwch yn ôl ei fympwy a'i natur annibynnol ei hun. Roedd yr hen ful yn fwy deallus nag y byddech yn tybio ar yr olwg gyntaf. Fe wyddai'n union pan oeddwn yn troi'n ôl tua chartref — ac yntau'n dychwelyd i'r Felin. Yn sydyn fe amsugnai Sambo ddogn helaeth o fywiogrwydd cuddiedig. Yn ddirybudd codai rhyw ysfa ddiwrthdro yn ei goesau, ac er nad oedd yn carlamu'n llythrennol roedd ar ddigon o frys i godi arswyd yng nghalon ei farchog simsan a di-gyfrwy. 'Teg edrych tuag adre' oedd arwyddair Sambo. Fwy nag unwaith bu cydio yn ei glustiau yn foddion i'm harbed rhag llithro'n bendramwnwgl i'r llawr.

Amcan cofnodi'r ychydig atgofion gwasgarog hyn yw tanlinellu'r ffaith fy mod yn cofio ac yn ymhyfrydu yn yr hen gymdeithas gynnes, groesawus a chadarn, a thrwyadl Gymreig, ym Mhen Llŷn. Dyma'r fath o gymdeithas lle roedd traddodiadau — ac ambell ofergoel hefyd mae'n siŵr — yn cael eu coleddu a'u meithrin. Roedd yr hen arferion a'r chwedlau wedi cael digon o amser i ddylifo'n ddi-stŵr i'r aelwydydd, ac wedi dod yn rhan o'r diwylliant gwerinol. Credaf na welwyd fawr o newid yn yr hen ffordd o fyw ym mhen draw Llŷn cyn diwedd y Rhyfel Byd Cyntaf, ac mai'n lled raddol hyd yn oed wedyn yr ymestynnodd y dylanwadau estronol. Ar ôl yr Ail Ryfel Byd yr agorodd y fflodiart i'r llifeiriant o 'bobol dwad', a'u harferion a'u 'diwylliant' dieithr yn eu sgil. Roedd ffactorau pwysig eraill ar waith, wrth gwrs, a digon yw nodi yma y chwyldro mecanyddol mewn amaethyddiaeth a thrafnidiaeth.

* * * *

Yn y pen draw mae diddordeb craff ac amgyffred greddfol un dyn yn ddigon ar gyfer y gwaith o goleddu a diogelu swp sylweddol o draddodiadau ardal gyfan. Roedd fy nghyfaill William Jones, gof Aberdaron, a'i dad Hugh hefyd, yn enghreifftiau da o hyn.

Ganwyd Hugh Jones yng nghartref ei rieni yn y Pant, Uwchmynydd, ym 1867. Bwriodd ei brentisiaeth yn of yn Y Ffôr, ac yn lled fuan wedyn — nid yw'r union ddyddiad ar gael — prynodd Gladstone House, Aberdaron. Synnais droeon weld cynifer o siopau yn dwyn enwau megis Liverpool, Manchester neu London House yn britho pentrefi Cymru. Siop oedd Gladstone House hefyd. Yno y tu ôl i'r tŷ a'r siop y dechreuodd Hugh Jones ar ei yrfa fel gof yr ardal, ac yno y bu am oes faith. Bu farw ym 1947. Roedd gefail arall yn y pentre, a honno dan ofal Richard Williams. Safai'r Efail Bellaf ar lan y Daron ychydig y tu draw i'r Felin, ond ni fyddwn yn mynychu honno.

Brodor o Uwchmynydd oedd fy nhad innau hefyd ac fe barhaodd ei gyfeillgarwch â Hugh Jones i'r diwedd, er iddynt ymwahanu trwy ddilyn galwedigaethau gwahanol. Naturiol felly oedd i'w fab a minnau barhau'r un berthynas gynnes. Ganwyd William ym 1909, a bu farw fel y dywedwyd eisoes ym 1985. Bu Thomas ei fab yntau yn gweithio yn yr efail gyda'i dad am rai blynyddoedd. Er ei fod bellach wedi ymddeol mae'n

23

para i fyw yn y tŷ lle magwyd ef, ac mae'n dal ei gysylltiad â'r Pant, tyddyn ei daid a'i nain.

Yn ôl William roedd ei dad yn ymddiddori yn hen draddodiadau'r ardal, ac wedi cyfeirio'n aml iddo fod yn llygad-dyst o driniaeth egr 'Y Ceffyl Pren' yn cael ei gweinyddu yn Aberdaron. Yn anffodus nid oedd William yn gallu awgrymu'r dyddiad, ond mae'n amlwg iddo ddigwydd rywle tua 1870-75, ac roedd William wedi cael y gair cyfystyr 'cwlstrin' gan ei dad. Ni thrafodir manylion yr hen gosbedigaeth werinol ymhellach, ond medraf ddweud imi rannu profiad y Prifardd T. Llew Jones. Meddai, mewn ysgrif gynhwysfawr yn *Llafar Gwlad* yn ddiweddar:

> Roeddwn i, unwaith, yn nabod dyn a oedd wedi bod yn llygad-dyst i ddefod y 'Ceffyl Pren' yn ardal Llangrannog yn ystod y ganrif ddiwethaf . . . Yn ôl yr hanes a adroddodd wrthyf . . .

Roeddwn innau, unwaith, yn adnabod Hugh Jones, gŵr a gafodd brofiad cyffelyb, ond trwy enau y mab y cefais ei stori ac nid yn uniongyrchol o enau'r sylwedydd ei hun.

*   *   *   *

Fe ymddengys nad yw'r gair 'cwlstrin' yn gyffredinol adnabyddus erbyn hyn, a phriodol felly yw cynnig nodyn o eglurhad a rhoi amlinelliad byr o ffurf yr hen ddefod a ffynnai'n arbennig ymhlith gwerin y Gymru wledig, dyweder, dros ganrif a hanner yn ôl. Fodd bynnag, nid oedd y ddefod yn gyfyngedig i Gymru, oblegid y mae tystiolaeth ar gael am ddigwyddiadau cyffelyb mewn nifer o siroedd yn Lloegr, ac mewn rhanbarthau o Ewrop hefyd.

Math ar gosb a weinyddid yn answyddogol gan y gymdeithas leol mewn pentref neu ardal oedd 'Y Ceffyl Pren'. Mewn rhannau o'r wlad y gair 'cwlstrin' a ddefnyddid am yr un ddefod fel y soniwyd eisoes, ac y mae'n rhaid addef y gallai'r driniaeth sarhaus fod yn greulon iawn ar brydiau, yn enwedig yn seicolegol, ac ambell dro yn gorfforol hefyd.

Nid oedd fawr o obaith diogelu cyfrinachau'r cartref mewn pentre yr adeg honno — mwy na heddiw. Felly, os oedd un o'r aelwydydd mewn cyflwr adfydus, dyweder, oherwydd fod y wraig yn bygylu ei phriod, ac yn enwedig os oedd ei hergydion wedi arwain at dywallt gwaed, yna roedd yno 'achos'. Ystyrid y sefyllfa fel un yn debygol o danseilio safonau anysgrifenedig — moesol a chrefyddol — yr ardal.

Os bernid bod angen rhoddi gwers sylweddol i'r 'euog', fe weinyddid defod 'Y Ceffyl Pren'. Y drefn arferol oedd paratoi delw o wellt o'r un a droseddodd, a chario'r ddelw gyda thrwst byddarol ar gangen o bren, neu ar gadair neu ysgol, at ddrws y cartref a oedd dan gwmwl. Dro arall y drefn oedd llunio ceffyl gwellt, a delw wellt o'r cyhuddiedig yn eistedd ar ei gefn. Cludid y rhain ar elor at y tŷ, gyda thyrfa fonllefus a'u hwynebau wedi eu pardduo yn dilyn. Uchafbwynt y cerydd cyhoeddus oedd llosgi'r ddelw a'r ceffyl ger drws y tŷ.

Amcan y seremoni oedd tynnu sylw'r pentre neu'r ardal at sefyllfa annymunol ac annerbyniol, a gwneud yr 'euog' yn gyff gwawd, yn y gobaith y byddai'r profiad personol o'r driniaeth chwerw — a'r cyhoeddusrwydd — yn arwain at newid er gwell. Diwedd y perfformiad mewn rhai ardaloedd oedd trochi yn y môr, neu'r afon, yr un a ddedfrydwyd. Mae arwyddocâd yr elfen o 'olchi' yn eglur.

Os oedd y camwedd yn fwy sylweddol na bygylu ciaidd, er enghraifft, achos o anniweirdeb, yna gosodid y gŵr neu'r wraig — neu'r ddau gyda'i gilydd — wedi eu rhwymo'n gefn-gefn ambell dro i 'farchogaeth' yn sigledig trwy'r pentref ar gangen neu drostan. Taith ysgytwol mewn mwy nag un ystyr, heb sôn am y cenllif o wyau gorllyd a llaid a deflid ar eu pennau.

Nid dyma'r lle i ehangu ar hanes 'y ceffyl pren' neu'r

'cwlstrin'. I'r sawl sy'n dymuno gwybodaeth lawnach boed iddo droi at y drafodaeth ar y pwnc yn nwy gyfrol Trefor M. Owen, cyn-bennaeth Amgueddfa Sain Ffagan, sef, *Welsh Folk Customs* (1968), a *The Customs and Traditions of Wales* (1991). Tra diddorol yw ei gyfeiriad at farn yr Athro David Williams 'mai estyniad o'r *ceffyl pren* oedd Terfysg Rebecca' yn Nyfed rhwng 1838 a 1843.

Mae'n hen bryd dychwelyd at William Jones ac atgofion uniongyrchol ei dad am weini'r 'cwlstrin' yn Aberdaron. Fel y gellid disgwyl roedd cryn amrywiaeth o ardal i ardal parthed y termau, a manylion y dulliau o weithredu. Dyma'r hanes yn ôl profiad personol Hugh Jones ac yn ôl adroddiad ei fab.

Roedd yna sefyllfa annedwydd iawn yn un o gartrefi'r pentref. Ni roddwyd imi enw'r teulu. Dyn bychan, tawel a diniwed oedd y gŵr, a'i wraig yn ddynes gorffol a thafodrydd, ac yn berchen tueddfryd i ddwrdio'n afreolus ac i gwyno'n ddi-baid. Yng nghyflawnder yr amser daethpwyd i'r penderfyniad fod angen rhoi gwers gofiadwy i'r gormesydd ar yr aelwyd.

Un min nos gosodwyd yn ddirybudd bolyn y tu allan i ffrynt y bwthyn, gyda bonllefau'r pentrefwyr yn annog y gwaith. Cynhaliwyd math o ymchwiliad byr ar y rhiniog i'r 'achos', ac o ganlyniad hoeliwyd pais y wraig ar ben y polyn. Lluchiwyd at y dilledyn gerrig, wyau gorllyd a phethau anhyfryd eraill, nes dinistrio'r bais yn llwyr. Yna dyrchafwyd yn ei lle drywsus y gŵr — gweithred o arwyddocâd digamsyniol. Ymddengys nad oedd Hugh Jones wedi cyfeirio at bresenoldeb delw wellt, na changen, na cheffyl pren chwaith. Fodd bynnag, mae'n amlwg mai amrywiad ar y ddefod lawn oedd ei 'gwlstrin' ef, ac wedi'r cwbl achos o fygylu ac nid o anniweirdeb oedd dan sylw y tro yma.

Yn anffodus nid oes wybodaeth a sicrhaodd y cwlstrin arbennig yma ronyn o lwyddiant parhaol! Yn gyffredinol fe ymddengys y cosbid merched â'r ceffyl pren yn amlach o gryn dipyn na'r dynion. Gweithred annoeth a rhyfygus fyddai mentro cynnig esboniad am hyn!

* * * *

Mae'r efail ynghau ers amser lled faith. Bellach nid oes yno neb yn 'megino a thaclu'r tân', ac mae'r 'gwreichion fflamgochion gant' wedi diffoddi am byth. Erbyn hyn mae haen o rwd gwancus yn graddol ddifa'r offer a'r celfi a drafodwyd mor ddeheuig gan dair cenhedlaeth o ofaint. I mi sy'n para i goleddu atgofion hyfwyn am yr hen efail yn nyddiau ei bri, mae ei difodiant — anochel mi wn yn burion — yn peri gofid o hyd. Efallai fod ynof elfen o ordeimladrwydd; serch hynny, 'Drych o dristwch yw edrych drosti'.

Rwy'n credu fod hir barhad y cysylltiad agos rhwng William a minnau yn egluro sut y gwelodd ef yn dda roddi'r ddogfen yn rhodd imi. Barnaf ei bod yn ymddangos yn gyfraniad gwerthfawr o'r ochr gymdeithasol, ac yn dra diddorol yn ogystal o'r agwedd feddygol, ac yn esiampl dda o feddyginiaethu gwerinol. Mae'r cynnwys, os mynner, "Ar Ymylon Meddygaeth", ac ambell gyngor yn peri syndod mawr.

Nid gwaith a luniwyd gan William Jones ei hunan ydyw'r ddogfen er bod y cwbl yn ei lawysgrif ef. Copïo o hen bapurau a baratowyd gan arall a wnaeth ef ac y mae'n enwi ei ffynhonnell — ac fe ymddengys mai'r person hwnnw a gasglodd y llên gwerin ffisigwriaethol yn y lle cyntaf. Cymwynas oedd rhoddi ar bapur yr wybodaeth lafar a estynnai'n ôl i'r gorffennol annelwig, a gwasanaeth William Jones oedd rhoi'r nodiadau mewn trefn a'u cofnodi eilwaith. Mae'n amheus gennyf a fu iddo chwynnu a dethol, oblegid ni fedraf ei ddychmygu ef fel golygydd.

Mae'n amlwg fod William Jones wedi ychwanegu brawddegau yma ac acw yn tarddu o'i brofiad personol, megis triniaethau arbennig a dderbyniodd o law ei fam ac fe'u nodir ganddo yn y ddogfen. Dro arall mae'n cyflwyno sylwadau ar y gymuned leol ac yn enwi ambell fferm a phentre, a thrwy hynny mae'n cynyddu ein diddordeb.

Cofnodi a diogelu yn hytrach na holi a chasglu 'yn y maes', fel petai, oedd cyfraniad William. Nid oes neb yn gwybod am ba hyd o amser y bu'r papurau gwreiddiol yn ei feddiant. Ni ddangoswyd mohonynt i mi. Y tro cyntaf y deuthum i wybod am eu bodolaeth oedd pan dderbyniais ei gopi ysgrifenedig o'i law. Erbyn hynny roedd wedi penderfynu nad oedd angen cadw'r nodiadau gwreiddiol, ac wedi cael gwared â hwy. O gofio mai cofnodwr brwd oedd William Jones, ac nid casglwr, roedd ei weithred yn ddealladwy — ond yn wironeddol anffortunus. Yn ei ddiniweidrwydd mae'n dweud yn bendant fod yr 'hen bapurau . . . wedi eu dinistro yn y fflamau'.

Mae'n rhaid cyfaddef nad oedd William yn sillafwr cadarn iawn. Gweithredai yn ôl ei reolau ffonetig personol ac yr oedd iddynt beth ystwythder. Ond fe lwyddai'n ddieithriad i sicrhau mynegiant eglur o'r hyn a ddymunai gyfleu. O ganlyniad nid yw'r enghreifftiau o sillafu 'anuniongred' yn peri unrhyw anhawster. I'r gwrthwyneb, rwy'n credu eu bod yn atyniad ychwanegol. Wrth gyflwyno'r ddogfen unigryw hon, oherwydd rwy'n bur sicr na ddaethpwyd o hyd i un gyffelyb iddi ym Mhen Llŷn, fe welir y gwnaed ymdrech i 'gywiro' tipyn ar orgraff fy hen gyfaill a golygu ei ysgrif. Cefais brofiad nid annhebyg beth amser yn ôl pan gefais hen ddyddiadur o Enlli trwy law Tom Nefyn — y diweddar Barch. T. Nefyn Williams. Roedd y ddogfen honno hefyd yn unigryw. Enynnodd y cyhoeddiad gryn ddiddordeb ar y pryd.

'MEDDYGES' BRYN CANAID, ABERDARON: LLAWYSGRIF WILLIAM JONES

Cyflwyniad

Mae gair o eglurhad yn angenrheidiol cyn cyflwyno'r ddogfen oherwydd fy nghysylltiad personol, er mor bell ydyw, â stori'r Feddyges. Fe'm sicrhawyd yn ddigymell gan William Jones, pan oedd yn rhoi'r sypyn o bapurau yn fy llaw, mai nain fy nain ar ochr fy nhad, hynny yw, nain Jane Jones, Storws, Aberdaron, na chyfeiriwyd ati'n uniongyrchol yn y testun hyd yma, oedd 'Meddyges' Bryn Canaid. Cartref cyntaf Siân Storws, canys felly yr adnabyddid hi yn null arferol yr ardal, oedd Tŷ Tan y Fron ar gyrrau pellaf Uwchmynydd, nid nepell o Fryn Canaid. Oddi yno symudodd i'r Storws a safai fwy neu lai ar ganol y pentre yn Aberdaron, ac yno y bu farw ym 1904. Chwalwyd yr hen fwthyn pan adeiladwyd y llythyrdy newydd.

Roeddwn yn adnabod tair o ferched oedrannus o gylch y pentre a oedd yn ei chofio'n iawn. Mae'n ymddangos nad oes tystiolaeth iddi etifeddu doniau 'meddyginiaethol' ei nain. Roedd Siân wedi marw cyn i mi gael fy ngeni. Fodd bynnag, rwy'n cofio'n dda mynd i weld yr hen fwthyn yn Uwchmynydd pan oeddwn yn grwtyn gyda'm tad, ac i ni gael ein cario yno yng nghert Griffith Ellis. Erbyn hyn nid oes yno garreg ar garreg, ond mae Bryn Canaid yn dal ar ei draed, ac, a barnu oddi wrth y llun, heb newid fawr ddim, ar wahân i ychwanegiad o un ystafell yn lled ddiweddar.

Fel y soniwyd yn barod, cartref taid a thad William

Jones oedd y Pant, tyddyn nad yw ond lled ychydig gaeau o Fryn Canaid. Felly mae'n deg casglu fod teulu'r Pant, mewn ardal sefydlog a diarffordd, yn hollol gyfarwydd â chysylltiadau a disgynyddion yr hen 'Feddyges'. Gellir awgrymu'n hyderus fod hendaid y Pant, er nad oes manylion ar gael amdano bellach, yn cydoesi â hi.

Yn naturiol ddigon bûm yn awyddus i wybod dipyn bach mwy, os oedd hynny'n bosibl, am 'Hen Wraig Bryn Canad' a oedd yn byw yn y bwthyn 'oddeutu dau can mlynedd yn ôl'. A fu'r fath berson mewn bodolaeth, neu ai rhan niwlog o chwedl leol a hynafol ydoedd? Gan na chynhelid y Cyfrifiad Cyffredinol mor gynnar â hynny, nid oedd yn ymddangos fod llawer o obaith am atebiad pendant. Aeth rhai blynyddoedd heibio cyn imi gael cyfle yn ddiweddar i archwilio Cofrestrau Eglwys Hywyn Sant, Aberdaron. Ac yno, er fy syndod, gwelais y cofnod am gladdedigaeth 'Anne Griffith, Bryn Canned', ar Hydref 25ain, 1821, yn 87 mlwydd oed [t. 27, Rhif 213]. Felly mae'n rhesymol tybio mai 'hi oedd Meddyg pen draw Llŷn ar un adeg', oblegid mae'r dyddiad yn ffitio'n deg i'r amseriad a awgrymwyd gan William Jones. Rwy'n eithaf cyfarwydd â Bryn Canaid, mae creigiau yn lled agos at y bwthyn, ond ni welais y 'twll wedi ei naddu yn y graig a dôr haearn gref arno' — y Feddygfa. Hen dro garw yntê!

Bu fy archwiliad byr ac anghyflawn o Gofrestrau Eglwys yn ddigon i ddangos imi'n eglur fod llawer o fabanod a phlant a phobl ifanc yn marw'n annhymig — dau neu dri o'r un teulu yn aml mewn cyfnod byr. Roedd yr afiechydon heintus, sydd 'nawr wedi cilio bron yn llwyr, yn marchogaeth ar eu hynt ysbeidiol ac ysglyfaethus trwy wlad a thre, a'r dioddefwyr yn gwbl ddiamddiffyn rhagddynt. Heblaw hynny, roedd y pla gwyn — capten gwŷr marwolaeth — *'captain of the men of death'*, ar gerdded yn ddirwystr dros y tir, ac yn difetha'r ifanc, y canol oed a'r oedrannus hefyd yn ei grafangau. Na, nid gwynfyd digwmwl oedd hyd yn oed Pen Llŷn.

Wyth ganrif yn ôl ysgrifennodd Gerallt Gymro: "Rhyfeddod a berthyn i'r ynys hon [Enlli] ... yw bod y bobl hynaf yn marw gyntaf, gan mai'n brin iawn y ceir clefydon ynddi; ac yn anaml, neu nid o gwbl, y bydd neb farw yma, onid ar ôl nychdod hir henaint'. (Cyfieithiad o'r Lladin gan yr Athro Thomas Jones yn ei gyfrol *Gerallt Gymro*.) Chwe chanrif yn ddiweddarach dengys Cofrestrau Aberdaron sefyllfa wahanol iawn, oherwydd maent yn frith o enwau 'of Bardsey', o bob oed yn union fel y tir mawr. Daeth yn amlwg wrth edrych yn ôl mai dymuniad cyffredinol trigolion Enlli oedd cael y claddedigaethau, pan fyddai hynny'n bosibl, ym mynwent Eglwys Hywyn Sant yn hytrach nag ar yr ynys.

Er mor syml a chysefin oedd triniaethau'r 'Feddyges' roedd ei chyfraniad yn ymddangos yn dra derbyniol i bobl Aberdaron a'r cyffiniau am gyfnod lled faith. A phriodol cyfaddef fod mwyafrif y cleifion, trwy drefn rhagluniaeth, yn gwella'n foddhaol ar eu liwt eu hunain, ac ambell dro er gwaethaf y driniaeth! Mae'n briodol cofio hefyd mai lletchwith a di-glem ddigon oedd triniaethau rhai o'r meddygon graddedig yr adeg honno.

Ni ddylid byth fychanu a diystyru'r cyfraniadau sy'n tarddu oddi ar ymylon meddygaeth. Onid oedd brodorion y trofannau yn brofiadol iawn o rinweddau therapiwtig rhisgl y planhigyn cwinîn ganrifoedd cyn i Ronald Ross ddarganfod paraseit y malaria? Onid oedd arbenigwyr Lerpwl mor eiddigeddus o lwyddiant Evan Thomas, un o 'feddygon esgyrn' Môn, nes rhoi'r gyfraith arno — yn aflwyddiannus — fwy nag unwaith? Onid oedd hen wraig o Salop, ac un arall o Ben Llŷn, yn gwybod am effeithiau bendithiol dail Bysedd y Cŵn mewn achosion o anhwylderau'r galon ymhell cyn i Withering glywed am eu gweithgarwch gwladaidd?

Onid yw'n bosibl mai rhagflaenydd, egwan mae'n wir, o effeithiolrwydd Penisilin ar friwiau oedd y ffwng ar y caws gwyrdd ym Mryn Canaid, neu'r dafell o dorth werdd mewn ardaloedd eraill? Nid oes angen ymhelaethu. Ein lle ni yw datgan ein gwerthfawrogiad o waith William Jones yn diogelu enw a dawn 'Hen Wraig Bryn Canad'. Ar wahân i'r bwthyn Cae Crin, cartref y 'Feddyges' oedd y nesaf at Enlli a'r Swnt. Tybed a elwid arni fynd drosodd i Enlli ar frys, dyweder, mewn achos o argyfwng geni, oblegid fe sonnir amdani: 'Hefyd roedd yn fydwraig brysur iawn'? Yr adeg honno pan oedd angen am gymorth ar frys yr arwydd oedd cynnau tân ar lethrau Mynydd Enlli gyferbyn â'r Tir Mawr — arwydd rhwydd-weladwy o Fryn Canaid.

Llawysgrif

> Digon caled oedd eu bywyd yn aml, ac nid oeddynt hwythau mwy na ninnau yn berffaith, ond yr oeddynt yn rhan o gymdeithas ac o draddodiad, ac yr oedd hynny'n magu rhuddin yn eu cymeriadau.
>
> E. MORGAN HUMPHREYS
> *(Am werin Ardudwy)*

Oddeutu dau gan mlynedd yn ôl, roedd gwraig nodedig iawn yn byw ym Mryn Canaid ym mhen draw Llŷn. Mae Bryn Canaid yn lle delfrydol i orffwyso, nid oes dim byd a fedr darfu ar hedd y lle — dim ond sŵn rhyferthwy môr tonnog y Swnt yn curo yn erbyn y creigiau. Y Swnt yw'r culfor rhwng Ynys Enlli a'r Tir Mawr, a'r un lle sydd yn agosach at Enlli o ryw ddau gan llath na Bryn Canaid ydi Cae Crin. Maent uwchben Porth Felen, a thua milltir a chwarter o Ynys Enlli.

Mi glywais un hen frawd yn dweud mai 'Brynycaniad' ydyw'r gair cywir am y lle, ac ystyr hynny yw fod y sawl

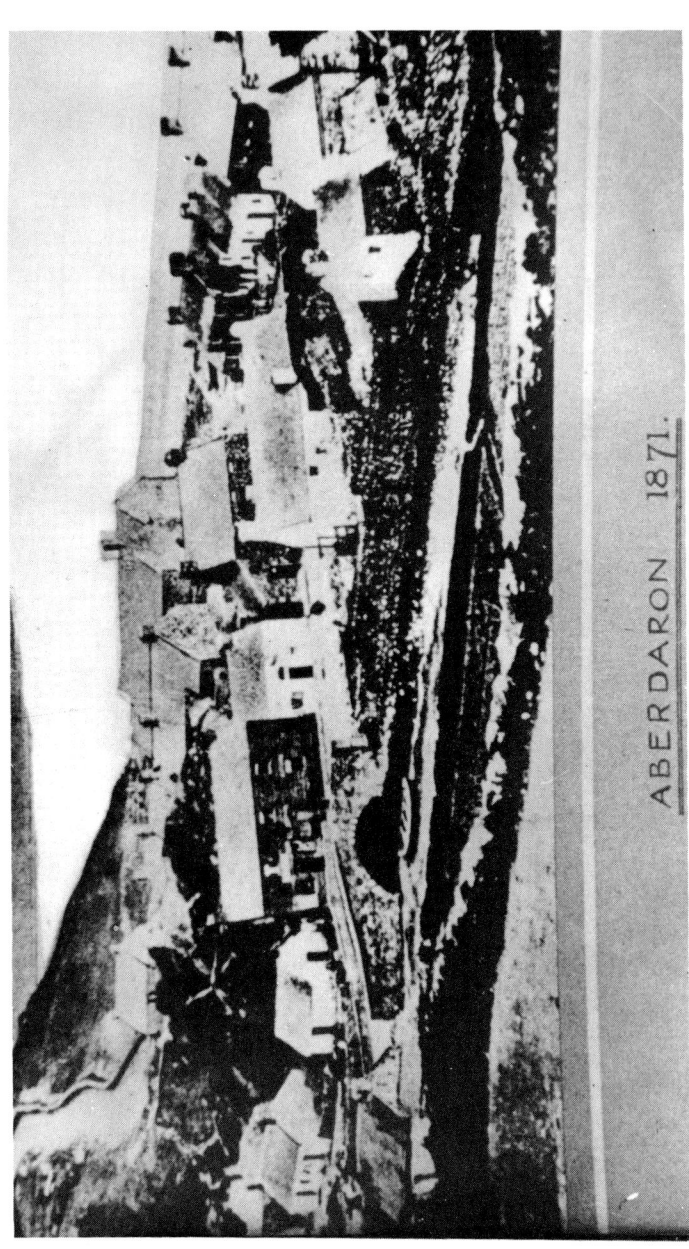

Aberdaron 1871
Dyma'r llun hynaf o'r pentref y daethpwyd o hyd iddo.

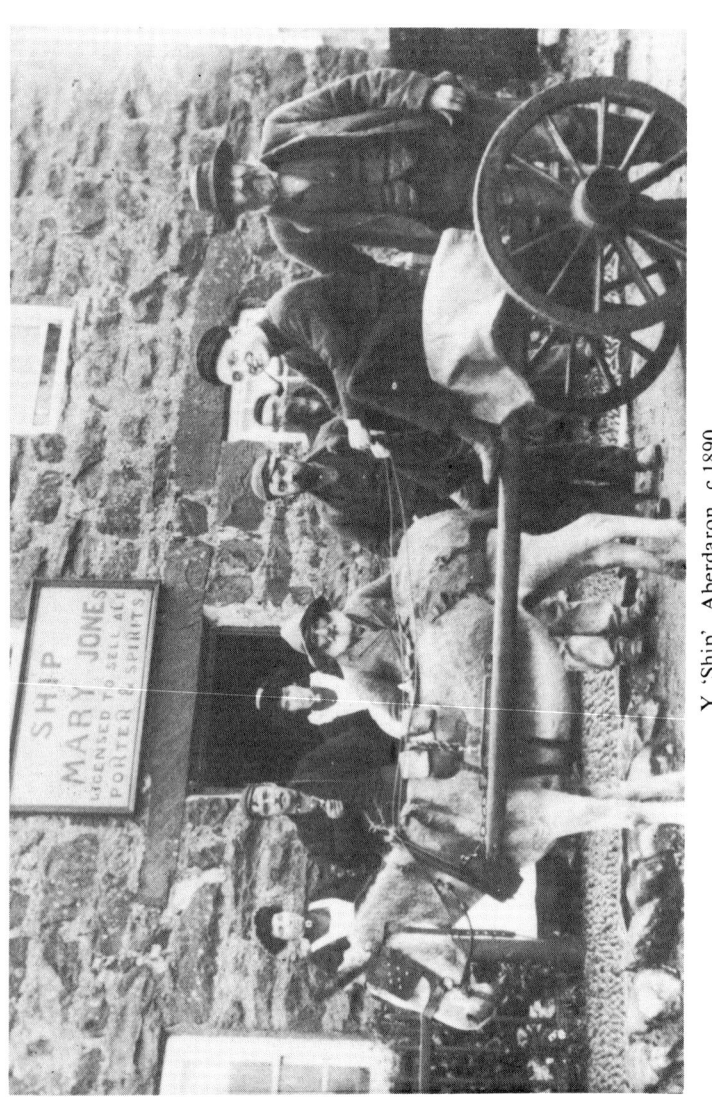

Y 'Ship', Aberdaron, c.1890
Joni Gorni, cariwr blawd, perchen y drol a'r mul, yn sefyll yn y canol.
John Glyn Davies (Cerddi Portdinllaen) ar ei eistedd yn y cert.

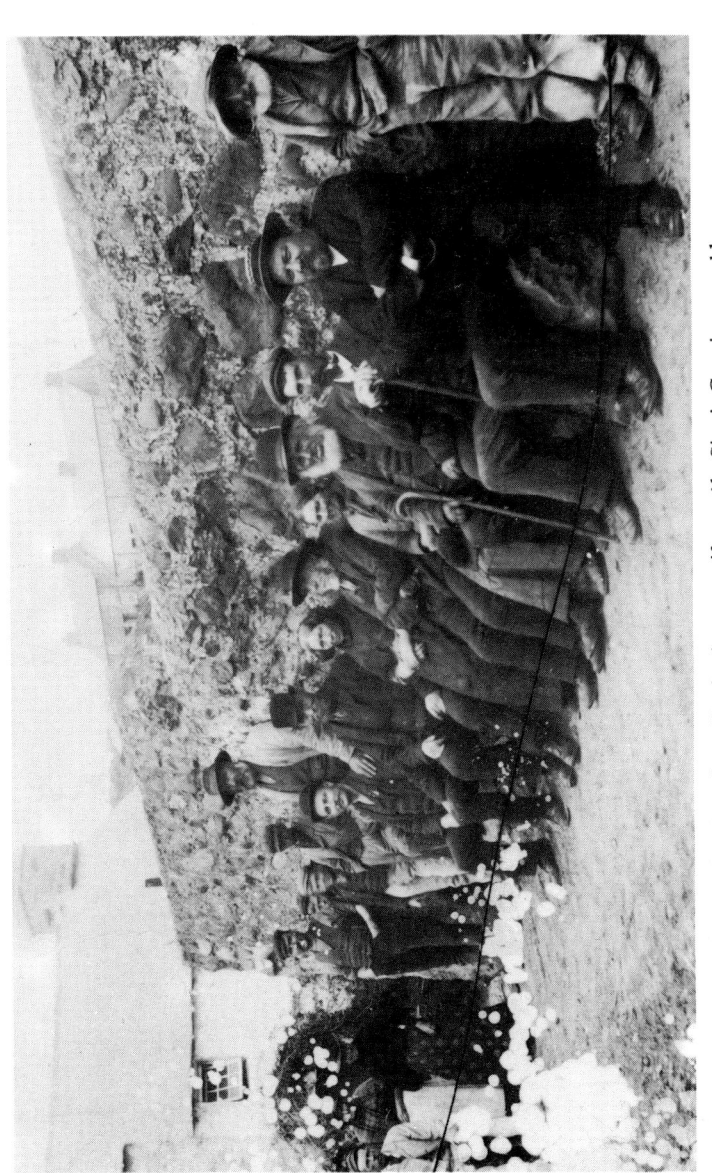

'Senedd Aberdaron' ar Ben'rodyn, ganrif yn ôl. Sioni Gorni ar y dde a'r Ficer, Henry Lloyd, nesa ato. To 'Glandon' yn y cefndir. (Trwy ganiatâd Llyfrgell Genedlaethol Cymru).

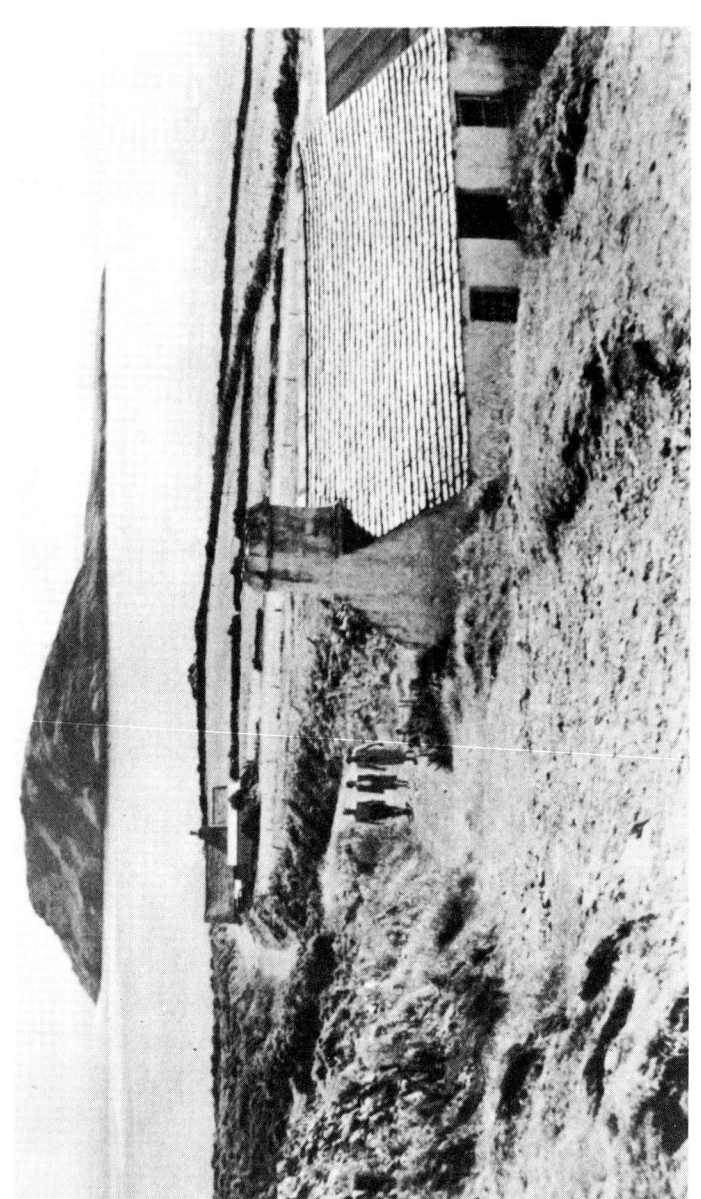

Bryn Canaid, gyda Cae Crin, y Swnt ac Enlli tu draw iddo.
Gyda diolch i Wasanaeth Archifau Gwynedd

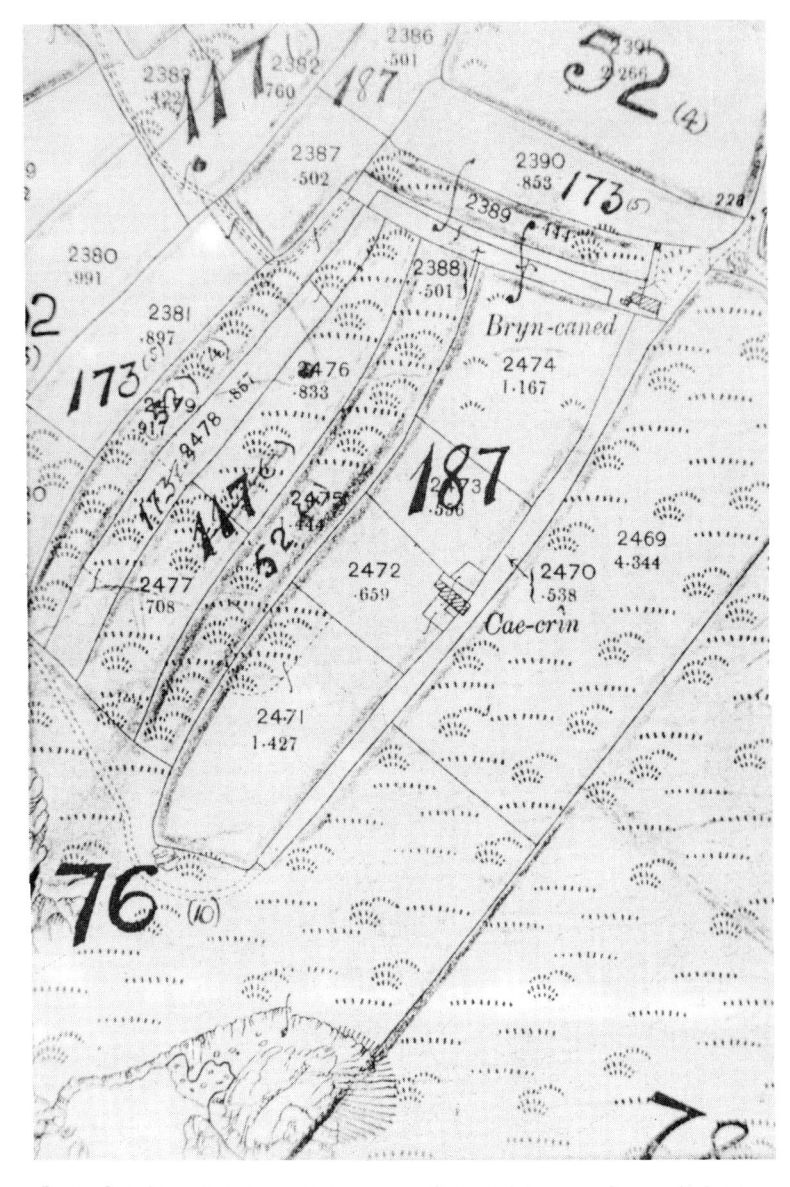

Bryn Canaid a hen batrwm y caeau o'i amgylch ym mhen pellaf Llŷn ganrif yn ôl. Mae'n parhau yn ddigyfnewid.

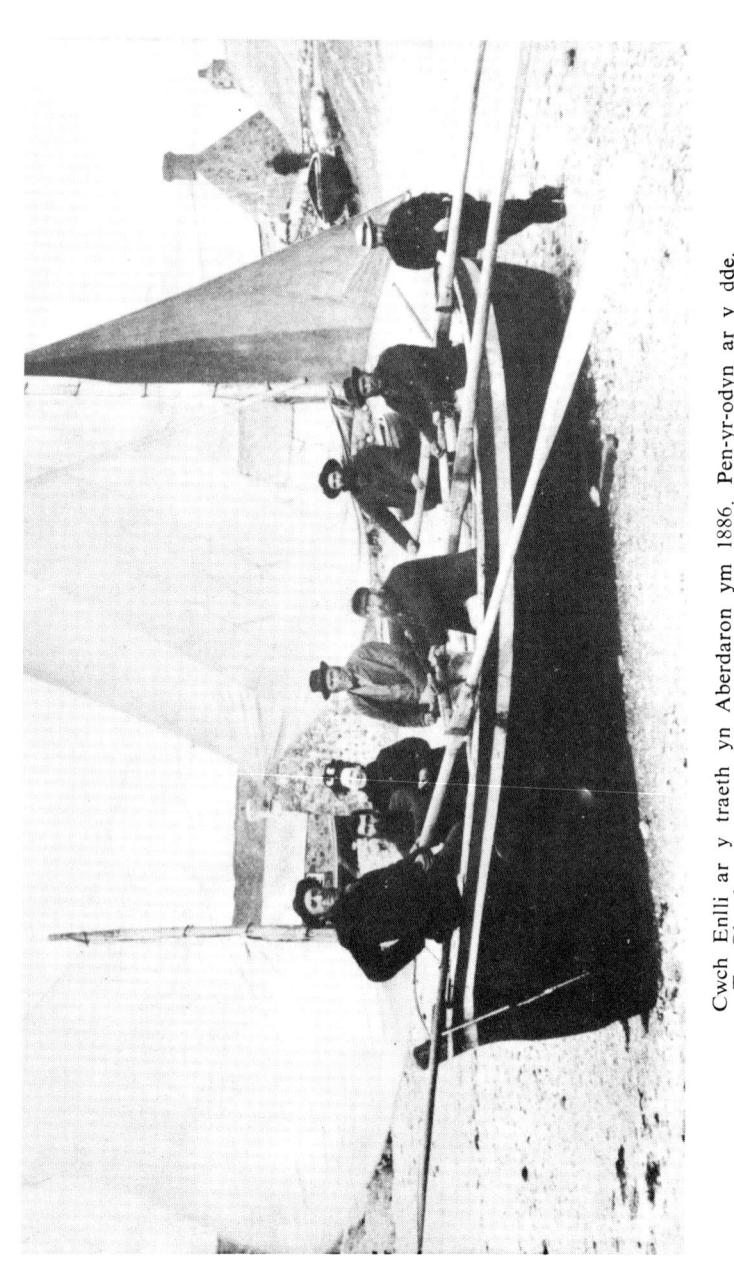

Cwch Enlli ar y traeth yn Aberdaron ym 1886. Pen-yr-odyn ar y dde.
To Glandon — y gyrchfan hudol — yn y golwg rhwng yr hwyliau.
Gyda diolch i Lyfrgell Genedlaethol Cymru.

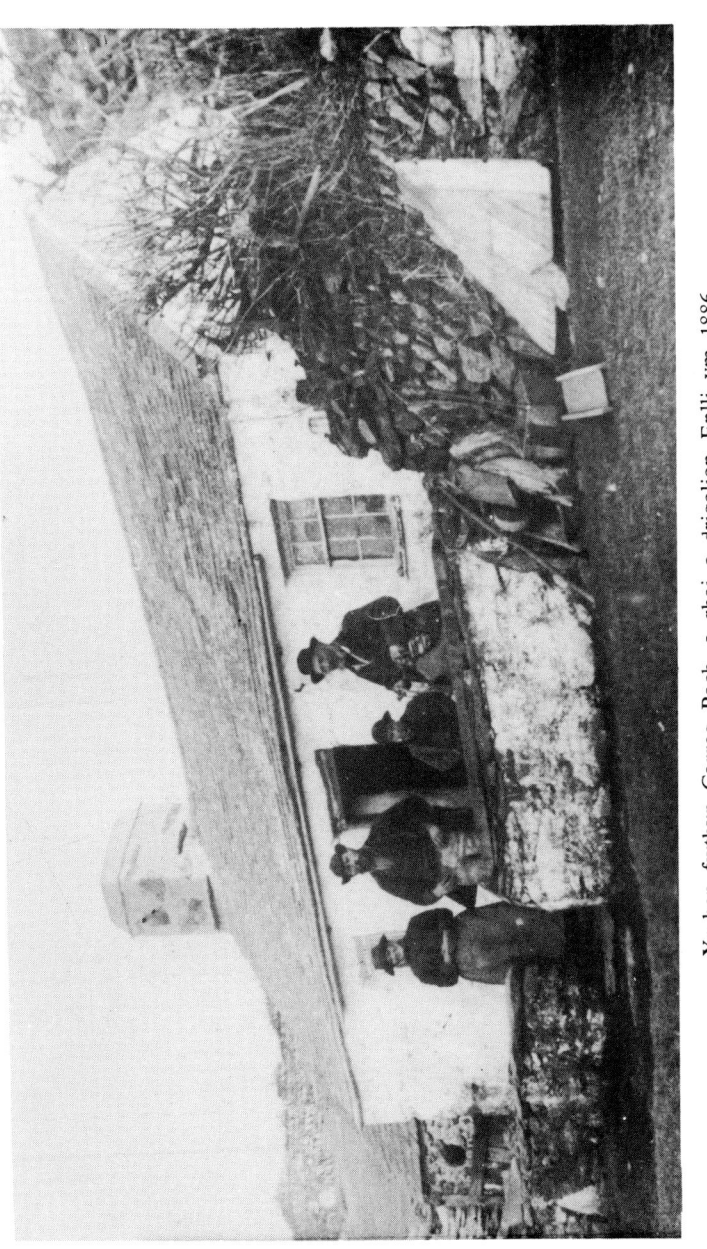

Yr hen fwthyn Carreg Bach, a rhai o drigolion Enlli ym 1886.
Gyda diolch i Lyfrgell Genedlaethol Cymru.

a oedd yn byw yno yn gallu rhoi rhybudd i drigolion Uwchmynydd trwy chwythu drwy gragen pan fyddai llong mewn enbydrwydd yn y Swnt; a byddai hynny'n digwydd yn aml iawn gan fod Swnt Enlli y lle mwyaf peryglus sydd o amgylch yr Ynysoedd Prydeinig. Ac mi fyddai hen drigolion yr ardal yn rhedeg i dreio helpu achub y trueiniaid fyddai mewn perygl yn y Swnt trwy daflu rhaffau i'r llong, a thynnu'r criw i'r lan.

Rwyf wedi sôn am wraig a oedd yn byw ym Mryn Canaid, a'r peth a oedd yn ei gwneud yn nodedig oedd [y ffaith] mai hi oedd Meddyg pen draw Llŷn ar un adeg — meddyg amhroffesiynol answyddogol. Wrth gwrs fe roedd yna feddygon proffesiynol, ond ni fedrai'r hen drigolion tlawd fforddio cael [un o'r rheiny] am y rheswm eu bod yn falch iawn er yn dlawd, ac nid oeddynt yn foddlon galw arnynt am na fedrent dalu — er fod llawer o'r hen feddygon wedi rhoi llawer o'u gwasanaeth am ddim yn ôl yr hanes.

Mi welais fil a yrrwyd gan feddyg rhyw gant a thrigain o flynyddoedd yn ôl, ac roedd y meddyg hwnnw yn dod o Bwllheli i Aberdaron, a'r swm oedd deuddeg [swllt] a chwech, 12/6, ac roedd hwnnw yn gywilyddus o rad yn ôl ein safonau ni heddiw; ond hanner coron yr wythnos oedd cyflog hwsmon Bodwrdda, ac roedd yn rhaid iddo weithio pum wythnos i dalu i'r meddyg. Pe bai cyflog yn ugain punt yr wythnos heddiw ar gyfartaledd, ac yna galw am y meddyg, buasai'r bil yn ganpunt yn ôl cyfartaledd cyflog 160 o flynyddoedd yn ôl. Ac am resymau fel yna roedd hon yn wraig brysur iawn.

Mae craig fawr o flaen tŷ Bryn Canaid ac fe roedd twll wedi ei naddu yn y graig a dôr haearn gref arno, a'r feddygfa fyddai hi yn galw y twll hwnnw. Yn y fan honno y byddai hi'n cadw'r moddion i wella pobol. Mi fyddai hi'n cadw gelod yn y feddygfa, pryfaid hirion yw'r gelod, a'u pwrpas oedd sugno gwaed amhur. Yn Rhoshirwaun mae tyddyn a'i enw yw Llynygelod, mae ar y chwith ar ffordd Pwllheli, yn ymyl Capel y

Bedyddwyr, — ochr Aberdaron i'r Capel. Mi fûm yn sgwrsio efo Walter Jones, Felin Rhoshirwaun, yn ddiweddar ac fe aethom i sôn am y gelod, ac roedd ef yn dweud fod dau fath ohonynt sef gelen gydag un pen a gelod deuben. Roedd y gelod unben yn para i sugno nes marw, ond roedd y gwaed amhur yn dod trwy'r rhai deuben.¹

Roedd ganddi gafn yn y graig, ac wedi torri twll ebill yn ei ochr mi fyddai'n hel bysedd cochion *(foxglove)* i'r cafn. Mi fyddai'n hel y coesau a'r blodau a'r dail i'w rhoi yn y cafn, ac wedi ei lenwi byddai'n rhaid rhoi pwysau ar y bysedd cochion, ond byth roi dŵr ar eu pennau ond a fwriodd o'r awyr. Ymhen amser byddai dŵr, bron yn ddu, yn dod oddi wrth y ffrwyth [?trwyth]. Mi fyddai hi yn tynnu y corcyn bob hyn a hyn ac yn llenwi poteli â'r dŵr du. [Yna] byddai yn rhoi rhyw fesur o'r dŵr du a llenwi y botel efo dŵr glân, ac mi fyddai'n defnyddio'r feddyginiaeth yma at wendid y galon — beth bynnag oedd hynny.²

Roedd ganddi feddyginiaeth ryfedd iawn pan fyddai'r gwaed yn darfod yn y corff. Mi fyddai yn mynd i ffynnon ar ben y Rhiw i nôl dŵr, a'r rheswm fod eisiau mynd i'r Rhiw i nôl dŵr oedd fod llawer iawn o haearn ynddo, [ac y] mae Rhiw yn nodedig iawn am ei fanganîs haearn. Ond y rhan arall o'r feddyginiaeth oedd yn rhyfedd. Roedd hi'n hel gwichiaid ym Mhorth Felen ac yn rhoi ias o ferw arnynt — digon i dynnu'r abwydyn ohonynt. Ac [yna] mi fyddai yn torri y pisin caled i ffwrdd ac yn defnyddio'r darn meddal, neu y perfedd, a'i droi a'i falu yn hir iawn nes y byddai wedi mynd fel dŵr brown — a rhoi hyn a hyn ohono mewn llestr a'i orffen efo'r dŵr o ben y Rhiw.³

Arwyddir y troednodiadau â rhif yn unig. Gweler y *Nodiadau* llawnach ar ddiwedd y ddogfen.

¹ Gweler *Nodiadau* t. 47.
² Gweler *Nodiadau* tt. 47-52.
³ Gweler *Nodiadau* t. 52.

Mi fyddai yn cadw afalau drwg nes y byddent wedi llwydo, neu gaws neu unrhyw fath o lwydni, a phan fyddai rhywun wedi brifo mi fyddai'n rhoi plastar o'r llwydni ar y briw, ac mi fendiai briw ar unwaith. Rwy'n brofiadol o hynna fy hunan [oblegid] mi fyddai fy Mam yn gwneud yr un peth pan fyddem ni yn brifo yn yr efail, a meddyginiaeth hen wraig Bryn Canaid oedd hynny.[4]

Mi fyddai'n gwella cancar[5] ar y traed ac yn ôl yr hanes mi fyddai'n dweud fod dallineb yn dilyn y cancar, a'r feddyginiaeth fyddai hi yn ddefnyddio fyddai pennau nionod slots cochion — mi fyddai'r rheiny yn boethach o lawer yn ôl tystiolaeth. Byddai yn eu malu yn fân ac yn gwneud yn siŵr na chollai ddim o'r sudd. Wedyn mi fyddai'n malu paradwal,[6] a dail weidlin[7] yn fân, ac wedi malu y pennau nionod a'r dail mor fân ag oedd yn bosibl mi fyddai yn eu cymysgu a rhoi y gymysgfa ar frechdan yn lle menyn yn y bore.

Mi fyddai'n gwella Dropsi efo dail banadl, rhoi dŵr poeth arnynt ac wedi iddo oeri yfed hanner cwpanaid deirgwaith y dydd.[8] Pan fyddai Defaid yn codi ar y dwylaw llaeth-gafr oedd y feddyginiaeth; llysieuyn yw hwnnw a dail mân arno ac wrth dorri ei goes fe ddaw sudd ohono yr un lliw â llaeth.[9] Pan fyddai anhwylder ar yr arennau a dynion yn methu pasio dŵr paradwal oedd y feddyginiaeth, ac mi fyddai'n rhaid berwi y rhai hynny, ac wrth eu berwi roedd yn rhaid rhoi cymaint ag a safai ar [bisyn] chwecheiniog o solpitar[10] ar ôl iddo godi berw. Ac roedd yn rhaid ei roi trwy hidlan pan oedd un i'w chael a'i adael am ddeuddeng awr i oeri cyn ei botelu, a'r ffordd i'w gymryd oedd llond cwpan wy dair gwaith y dydd.

[4] Gweler *Nodiadau* tt. 53-54.
[5] *canker* nid canser, e e. *cancrum oris* — llygredd anhydrin.
[6] paredlys — *wall pellitory*.
[7] dail gweidlys — *pink persicaria*.
[8] Gwlybwr yn cronni yn y coesau a'r corff — arwydd o fethiant y galon, ac yn arwain i gyflwr o dropsi.
[9] llaethlys — *milkwort*.
[10] *saltpetre* — *potassium nitrate*.

Efo dail poethion[11] y byddai hi'n gwella cric y cymalau. 'Dwn i ddim sut y byddai hi yn gwneud y feddyginiaeth [ond] rwyf wedi clywed am rai yn chwipio eu hunain efo dail poethion ac yn cael ymadael â'r gefyn — ffordd greulon iawn. Mi fyddai yn gwneud eli efo chwerwas yr eithin[12] neu rhyw air tebyg, a gwella trwingod[13] y byddai hi efo'r eli. Ond y feddyginiaeth ryfeddaf oedd pan fyddai chwerwedd yn yr ystumog — berwi camameil a'r wermod lwyd, ac mi fyddai'n mynd i Drwyn Gwyddel sydd yn ymyl i nôl llond piser o ddŵr blaen llanw. 'Dwn i ddim pam dŵr blaen llanw — dŵr y môr yw'r cwbl. Mi fyddai yn rhoi hanner llond cwpan o'r Camameil a'r Wermod a'i orffen yn gwpanaid efo dŵr y môr, digon i ladd ceffyl.

Y feddyginiaeth at dynnu'r ddafad wyllt oedd penfelen fanw,[14] [a'r] ddeilen gron bitw.[15] Pan fydd rhywun yn gadael Copor coch a llin yn y tywydd mi fyddai rhywbeth gwyrdd yn dod oddi wrtho, pan yn sych mi fydd yn bowdwr, ond pan yn wlyb mi fydd fel past, a dyna y feddyginiaeth at y ddafad wyllt.[16]

Pan fyddai rhywun wedi cael annwyd y gwair, beth bynnag oedd hwnnw, y feddyginiaeth oedd clofar gwyn a dail mieri — rhoi dŵr poeth arnynt ac yfed y dŵr. Pan fyddai dŵr poeth[17] [llosg cylla] ar rywun — cnoi dail mieri a llyncu'r sudd. Pan fyddai casgliad neu bendduyn[18] ar rywun berwi y ddeilen gron a dail rhocos

---

[11] danadl — *nettles*.
[12] chwerwlys yr eithin — *wild sage*.
[13] lluosog y drywinen — *ringworm*.
[14] *groundsel*.
[15] *wall pennywort, navelwort*.
[16] Hyd y gwelaf nid oes gronyn o dystiolaeth fod unrhyw berthynas rhwng triniaeth y 'Feddyges' ar gyfer y 'ddafad wyllt' a gwaith mwy adnabyddus o lawer Griffith Griffith a'i ddisgynyddion ym Mhen-y-graig a Phenycaerau, Llŷn. Adroddwyd stori'r teulu nodedig yma yn fanwl a bywiog gan y Parch. Harri Parri yn ei gyfrol arloesol *Meddygon y Ddafad Wyllt* (1984). Anhawster sylfaenol problem y ddafad wyllt yw absenoldeb, yn aml iawn, brawf patholegol o natur a 'gwylltineb' y nam dan sylw. Fe ddylid cofio fod y mwyafrif o ddigon o'r defaid a welir ar y croen yn eithaf diniwed a dof, ond mae yna aelodau milain yn y ddiadell.
[17] asid yn codi i'r bibell fwyd o'r stumog.
[18] pendduyn, carbwncl.

a'u rhoi fel powltis ar y drwg.[19] Yn ôl fel yr wyf yn deall mae yna siortiau o'r dail crwn — mi dynnith un [math o] ddeilen gron gorn ar y traed yn ôl y meddyg o Bryn Canaid. Pan fyddai dŵr ar bellau pen-glin cypio y byddai hi, ac yn ôl fel y clywais i y byddent yn rhoi cwpan mewn dŵr berwedig a'i rhoi ar y drwg, mi fyddai yn gwneud yr un peth efo cefn drwg.

Y ffordd y byddai'n gwella'r ddannoedd — mi fyddai yn llosgi papur [pacio] am de ar blât gwyn ac mi fyddai oel melyn yn dod oddi wrtho. Ac os byddai twll yn y daint mi fyddai yn cymryd nodwydd ddur sana, yn ei gwlychu a'i rhoi mewn blawd haidd ac yna yn yr oel a'i roi yn nhwll y dant. Ac os na fyddai twll yn y daint mi fyddai yn ei waedu ac yna rhwbio'r oel rownd y daint.

Roedd hi'n credu yn gryf iawn mewn gwymon ac efallai fod hynny yn naturiol gan ei bod yn byw ynghanol digon [ohono] ar greigiau'r Swnt. Mi fyddai yn gwneud eli efo gwymon codog[20] a hefyd menyn gwyrdd. Mi fûm yn holi beth oedd menyn gwyrdd ac fe ddywedodd un hen frawd mai menyn heb ddim halen ynddo oedd menyn gwyrdd.[21] Hefyd, wrth sôn am fenyn mi fyddai yn dweud nad oedd gormod o fenyn yn dda i'r corff, 'doedd o'n gwneud dim ond magu bloneg — ac yr oedd magu bloneg yn ddrwg i'r galon.[22] Ond mi fyddai yn dweud na fedrai neb fwyta gormod o fenyn mis Mai, a hefyd laeth enwyn a llefrith mis Mai, a'r rheswm am hynny oedd y byddai yna ddail yn tyfu mis Mai na fyddant ddim i'w cael mewn un mis arall. [Fe

---

[19] dail hocys y gors — *marsh mallow*.
[20] Bron ganrif a hanner yn ddiweddarach, yn ystod fy machgendod i, roedd cred ddiysgog yng ngwerth iachusol gwymon codog yn ffynnu ym mhentre Clynnog yn Arfon. Dysgais yn fuan ddod i adnabod y math o wymon a lochesai'r rhinweddau honedig, a'm gwaith i oedd cyrchu llond bwcedeidiau ohono o'r traeth i helpu fy mam yn ei gwaeledd. Cafodd fy mam adferiad ond ni ellir priodoli hynny gydag unrhyw sicrwydd i'r gwymon. Y syndod yw fod y gred hyderus yn rhinweddau'r gwymon codog wedi para cyhyd.
[21] Ffwng yn fwy tebyg o dyfu a ffynnu mewn menyn dihalen.
[22] Y farn feddygol heddiw yn cydfynd â chred y 'Feddyges'.

ddywedodd hefyd] y byddai'r gwartheg yn hoff iawn ohonynt, a'u bod yn llesol iawn i'r corff dynol.

Ac ym mis Mai y byddai yn cadw'r menyn gwyrdd, a hefyd roedd gwymon codog mis Mai a mis Mehefin yn well o lawer yr amser hynny o'r flwyddyn [pan] y byddai yn ei nerth. Mi fyddai'n tynnu y stwff sydd tu mewn i'r codau a'i gymysgu efo'r menyn gwyrdd i wneud eli. Mi fyddai yn gwneud llond pot pridd heb fod yn fawr, a bob tro y byddai hi yn agor y pot hwnnw mi fyddai'n ei selio efo cŵyr melyn. Rwyf yn meddwl mai o gwch gwenyn y byddai hi yn cael y cŵyr. Hefyd mae yna wymon codog o fath arall. Mi fyddai yn hel hwnnw hefyd yr un adeg â'r llall [ac] yn cymysgu y sudd a oedd yn y codau efo mêl, a pwrpas y feddyginiaeth yma oedd ystwytho'r cymalau. Hefyd mi fyddai yn defnyddio dŵr oddi ar garreg galch pan fyddai llosg eira ar rywun — 'dwn i ddim a oedd rhywbeth [arall] yn cael ei gymysgu efo dŵr y calch.

Y ffordd y deuthum i wybod am yr hanes hwn oddeutu trigain mlynedd yn ôl. Roeddwn yn blentyn yn yr Efail, ac mi fyddai llawer iawn o hen drigolion y pentref yn ymwelwyr cyson â'r Efail, ac mi fyddwn wrth fy modd yn eu cwmni. Rwyf wedi bod yn hoff iawn o hanes ar hyd fy oes, a phan fyddwn yn gwrando arnynt yn edrych yn ôl roeddwn wrth fy modd. Hefyd mi fyddwn yn arfer rhoi y pennau ar bapur ond nid oedd neb yn eu deall ond myfi fy hunan. A'r ffordd y cefais yr hanes. Roedd pryf copyn yn mynd ar draws llawr yr Efail a dyma fi yn treio rhoi fy nhroed ar ei gefn ond mi fethais. A dyma'r hen frawd yn dweud wrthyf am beidio â lladd pryf copyn, a dyma fo'n dweud y byddai hen wraig Bryn Canaid yn dweud mai fo oedd [y] cymwynaswr mwyaf a fyddai'n dod i'r tŷ, am y byddai fo yn lladd pryfaid heintus. A dyma fi yn dechrau ei holi. Roedd fy nhad yn dda iawn pan fydda fo yn gweld fod gennyf ddiddordeb. Mi fydda fo yn dechrau holi er fy mwyn i, roeddynt yn barotach o lawer i ateb fy nhad, ac yn ddiweddar mi ddois ar draws yr hen bapurau a dyma'r cof yn agor fel llyfr. Mi fyddai'r hen wraig yn defnyddio gwe pryf copyn i atal gwaedu — yn ôl tystiolaeth roedd yn anffaeledig.[23]

Roeddwn wedi meddwl am beidio â sôn am yr hanes hwn, ond os am ddweud un peth [yna] dweud y cwbl. Roedd gŵr yn Uwchymynydd yn wael iawn ac roeddynt wedi galw am feddyg proffesiynol ato, a hwnnw wedi dweud nad oedd gobaith iddo fyw [oherwydd] fod cwlwm ar ei berfedd — beth bynnag oedd hynny. Ac fe alwyd am y meddyg lleol, sef hen wraig Bryn Canaid, [ac roedd] y peth a wnaeth hi yn destun chwerthin. Mi plygodd o yn ei hanner ac mi rwymodd ei ben wrth ei draed a'i adael felly am chwe awr, ac wedi ei ddatod rhoddodd iddo lond cwpan o senna pods ac mi fendiodd y dyn yn iawn. Un felly oedd meddyg amhroffesiynol pen draw Llŷn.[24]

Nid yn unig roedd yn feddyg, roedd yn filfeddyg hefyd. Mi welodd cannoedd o ŵyn bach olau dydd, a lloeau bach olau dydd hefyd, trwy ei chymorth hi. Hefyd roedd yn fydwraig brysur iawn, ac y mae'n debyg iawn fod ganddi lawer meddyginiaeth arall na chlywith neb sôn amdanynt byth. Mae Dr. E. W. Jones yn sôn yn ei lyfr — *Ar ffiniau meddygaeth* — am feddygon esgyrn Môn, 'roedd rhyw allu anghyffredin yn perthyn iddyn nhw efo esgyrn. Mae brawddeg yn yr iaith

---

[23] Mae'r broses o geulo'r gwaed yn dibynnu ar y gallu i ffurfio'r rhwydwaith anhydawdd sy'n dwyn yr enw *fibrin*. Mae'n rhesymol credu fod haenen o rwydwaith cain gwe copyn yn gymorth i symbylu tewychiad a cheulad y gwaed mewn archoll allanol.

[24] Rhyfyg, bron yn ddieithriad, yw cynnig diagnosis heb weld y claf. Fe ymddengys fod y claf arbennig yma mewn cyflwr difrifol oherwydd atalfa ar y coluddion o ganlyniad i dorllengig rhwystredig — 'cwlwm ar ei berfedd'. Fel rheol mae'n bosibl i feddyg allu darostwng y chwyddiant yng nghesail y fforddwyd trwy fodio'n amyneddgar a gwthio'n ofalus. Yn anffodus mae rhai achosion yn anhydrin. Trwy 'Blygu'r dyn yn ei hanner . . . a'i adael am chwe awr' roedd yr 'hen Feddyges' wedi defnyddio ffordd effeithiol o sicrhau pwysau cadarn, esmwyth a pharhaol yn union yn y man priodol. Yn yr achos yma mae'n amlwg i'r hernia lithro'n ôl ohono'i hun, ac fe ryddhawyd yr atalfa. Mae'n bosibl fod hwn yn ddull cydnabyddedig o weithredu yr adeg honno. Annoeth fyddai awgrymu iddi hi 'ddarganfod' y driniaeth.

Gymraeg yn debyg i hyn — fod ciw o frid yn well na phrentis, ac roedd medrusrwydd Meddygon Esgyrn Môn yn rhedeg trwy'r teulu fel llinyn arian. Ac rwyf [innau] wedi gweld crefftwyr medrus iawn yn rhedeg mewn teulu, a hefyd ffermwyr adnabyddus iawn.

Mêl grug fyddai hi'n ddefnyddio pan fyddai ysgafnder yn y pen, nid ei fwyta yn sych ond ei gymysgu efo mintys a berw'r dŵr, neu yn hytrach efo dŵr oddi ar y mintys a berw'r dŵr, a'i gymysgu a'i roi mewn potel. Hefyd roedd yn gallu gwella peils efo dail arbennig — dail peils fyddant yn eu galw. Ond pan fyddai'r peils yn ddrwg iawn mynd i weithdy'r crydd y byddai hi a hel parion lledr a oedd wedi eu taflu ar lawr yn dda i ddim. Mi fyddai yn hel hanner llond bwced o'r parion a rhoi dŵr berwedig arnynt a gwneud i'r sawl oedd yn cwyno efo'r peils eistedd ar y bwced — wedi tynnu ei ddillad wrth gwrs.[25]

Roedd yn gallu gwneud moddion i gysgu efo berw'r dŵr a rhyw ddail eraill nad wyf yn gwybod eu henwau. Mi fyddai'n cael y berw'r dŵr o Ffynnon Saint, ger Minafon, ar ffordd Uwchymynydd. Yn ôl yr hen wraig roeddynt yn well o lawer o'r fan honno am fod craig anghyffredin yno ac 'roedd adnoddau'r graig yn y berw'r dŵr. Mi fûm yn holi Mr. Hugh Roberts, athro Cemeg yn Ysgol Botwnnog, beth oedd enw'r graig, ac mi gefais yr enw Barytes — "Heavy Spar" — Bariwm Sulphate Ba. SO$_4$.

---

[25] Mae'r cyfeiriad at y parion lledr o ddiddordeb arbennig. Mae'n sicr fod y dŵr berwedig yn rhyddhau *tannin*, neu asid tannig os mynner, o'r lledr. Ffynhonnell y *tannin* oedd y rhisgl coed a ddefnyddid yn y broses o galedu'r lledr yn y lle cyntaf. Fe ddywedir mai rhisgl y dderwen oedd y mwyaf effeithiol. Hyd yn lled ddiweddar roedd meddygon yn defnyddio eli yn cynnwys asid tannig i esmwytháu clwyf y marchogion, ac yn hyn o beth yn cydfynd yn union â'r un egwyddor a weithredai yn nhriniaeth yr hen 'Feddyges' — ond mewn dull llai didrafferth o gryn dipyn.

Ar wahân i hyn fe ddefnyddid asid tannig yn y gorffennol i liniaru dolur gwddf, gwaedu o'r coluddion a rhyddni, ac fel gwrthwenwynydd — *antidote* — mewn achosion arbennig. Mae *tannin* i'w gael mewn te, ac fe gofir am ddull y 'Feddyges' o gasglu'r cyffur, a sut i'w ddefnyddio i esmwytháu'r ddannoedd.

Hefyd roedd ganddi foddion pan fyddai iselder ysbryd ar rywun [a] dail oedd y rhai hynny hefyd — a'u berwi efo dŵr o Ffynnon Saint. Mi glywais fy nhaid yn dweud wrthi [wrth fam William, mae'n debyg] am gymryd llond cwpan o ddŵr o Ffynnon Saint y peth olaf cyn mynd i'r gwely bob nos ac y buasai'n cysgu fel mochyn. Yn ôl y meddyg o Fryn Canaid roedd dau fath o iselder ysbryd. Yr un wyf wedi sôn amdano oedd pan fyddai person wedi rhedeg ei hun i lawr, neu wraig newydd roi genedigaeth i blentyn, a'r llall oedd pan oedd person wedi blino byw ac am roi diwedd arno'i hun. A'r feddyginiaeth at hynny fydda pelen poplus, blodau mêl, a cwrw mêl, ac un peth arall ac nid oedd hi'n foddlon datgelu'r gyfrinach. Roedd hi'n berwi'r poplus[26] a'r blodau mêl a['u defnyddio] a'r gyfrinach a rhoi dŵr am ben y cwrw mêl a gorffen y botelaid efo dŵr o Ffynnon Saint. Ond y drwg efo'r moddion yma wedi dechrau ei gymryd oedd [fod] rhaid ei gymryd o hyd, hyd ddiwedd oes.

Pan fyddai'r eryr ar rywun sican [sucan] gwyn fyddai hi'n ei ddefnyddio a gwneud eli efo *Baw Gwyddau* a gwymon sidan. Rwyf yn meddwl y byddant yn gwneud bara efo'r gwymon hwnnw. Pan fyddai briw ar stumog person clwy y cefnog fyddai hi yn galw hwnnw am y rheswm na fyddai gan y tlawd ddim modd i brynu halen a bwyta cig ac yfed chwisgi a chwrw. Pethau felly oedd yn codi briw ar y stumog a gwaed yn torri yn y frest, yn ôl y Meddyg o Fryn Canaid — bwyd llwy fyddai'r tlawd yn ei fwyta ac ambell bysgodyn o'r môr. A'r feddyginiaeth at hynny oedd sican gwyn gwynnwy a rhyw sudd fyddai hi yn ei dynnu o'r goeden llwyfanen.

Pan fyddai llyngyr ar rywun mi fyddai'n nôl dŵr o'r

---

[25] Mae'r term 'pelen boplus' yn ddirgelwch. Ardal ddi-goed yw Pen Llŷn ar y cyfan, a'm cred yw na welwyd erioed boplysen yn tyfu yno'n naturiol, oblegid pren dieithr ydyw. Awgrymir yn betrusgar mai 'pelen [bop]lus' yn arwain at pelenllys, *pillwort,* a fyddai'n briodol. Math ar redyn yw'r pelenllys, ac fe ellid 'berwi' hwnnw.

Efail, sef y dŵr fyddai gan y gof i oeri haearn, ac yn rhyfedd iawn mi fydd ceffylau yn ffond iawn o ddŵr yr Efail. Rwyf yn cofio unwaith fe ddaeth gwas Ysgo â cheffyl i'r Efail, ceffyl ifanc ac roedd hwnnw'n denau iawn. Roedd y milfeddyg wedi bod efo fo lawer gwaith, ond nid oedd ei wedd yn gwella dim. Pan ddaeth y gwas â'r ceffyl i'r Efail fe drodd at y twb dŵr, a'r gwas yn treio ei atal rhag yfed y dŵr, a fy nhad yn dweud wrtho am adael iddo [am] fod y ceffyl yn gwybod yn iawn beth wnâi les iddo ac mae'n siŵr mai pryfaid oedd efo fo. Mi yfodd y ceffyl hynny oedd yn y twb a hwnnw'n gynnes. Cyn pen yr wythnos 'doedd y ceffyl ddim yr un un — fe ddaeth llawer iawn o bryfaid oddi wrtho. Felly, roedd y meddyg o Fryn Canaid yn gwybod yn iawn beth oedd hi yn ei wneud.

Pan yn colli gwallt, oel malwen oedd y feddyginiaeth — torri twll bach yng nghanol y gragen ac fe roedd oel yn dod o'r twll. Mi glywais Richard Jones, Bellfield yn dweud lawer blwyddyn yn ôl, hanner cant neu fwy, am gyfrinach meddyginiaeth iselder ysbryd ei fod yn meddwl mai o'r grug gwyn a blodau eithin mân y byddai hi yn cael hwnnw, ond nid oedd yn gwybod y rheswm. Yr oedd yn meddwl y byddai cyffylwrs neu gertmyn yn cael rhyw gyffur o'r grug a'r blodau eithin i wneud ceffylau yn galonnog.[27] Yn fy nyddiau i mi fyddai certmyn yn cael stwff gan fferyllydd at eu gwneud yn galonnog. Mi fyddent yn prynu tri gwahanol bethau a'u cymysgu eu hunain, ac yn gwario llawer o'u ceiniogau prin er mwyn gweld y ceffylau yn neidio o'u cwmpas. Mi fyddai'n gystadleuaeth rhwng y certmyn am y ceffylau tewaf a'r mwyaf calonnog.

Ond yr eli efo baw gwyddau oedd yn anodd i'w goelio. Roedd Richard Jones yn dweud mai bwyta gwlithod y byddai'r gwyddau, ac wedi iddynt fynd trwy

---

[27] Roedd malu eithin yn fwyd i'r ceffylau yn arferiad pur gyffredin ar un adeg, ac nid yn unig pan fyddai'r borfa yn llwm. Os cofiaf yn iawn roedd yn rhaid defnyddio'r eithin cyn i'r planhigion gyrraedd dwyflwydd oed.

beirianwaith yr wydd a'u cymysgu efo gwellt a dail 'roeddynt yn llesol iawn. Malwod bach ydyw'r gwlithod ac yn rhyfedd iawn fe laddant ddafad wrth fod y ddafad yn cnoi ei chil. Mi fyddant yn mynd i'r cyfansoddiad ac yn ymosod ar yr ysgyfaint. Mewn lle gwlyb byddant yn lluosog iawn. Rwyf yn cofio cannoedd o ddefaid yn marw yn Llŷn ond fe ddaeth dyfais dyn yn drech na'r gwlithod, a chlywais i ddim sôn am y peth ers blynyddoedd. Mi fydd y ffermwyr rŵan yn rhoi brechiad i'r defaid cyn iddi droi'n wlyb.[28]

Mi fyddai'r dolur dieithr yn beth cyffredin iawn er ys talm.[29] Yn ôl fel 'rwy'n deall rhywbeth ar fysedd a bodiau rhywun fyddai hwnnw, a'r feddyginiaeth ato oedd cŵyr crydd. A cŵyr crydd oedd y peth fyddai gan y crydd i'w rwbio ar yr edau pan yn gwneud esgidiau newydd. Roedd gwymon yn y feddyginiaeth yma hefyd, gwymon â choesau mawr ffurf arno oedd hwnnw. Mi fyddai'n dod i'r lan ar ôl stormydd yr Hydref, ac mi fyddai digonedd ohono yn Porth Felen yn ymyl. Roedd [hi] yn tynnu canwyllyn[30] y coesau gwymon ac mi fyddai yn ei gymysgu efo cŵyr crydd. Roedd yn beth da iawn pan fyddai draenen wedi mynd i rywle yn y corff, châi neb ddim gwenwyn wedi rhoi y cŵyr a'r gwymon. Sut oedd ei gymysgu 'dwn i ddim, ac mi dynnai'r ddraenen cyn pen chydig iawn.

Hefyd mi fyddai yn defnyddio'r gwymon coesau hir fel arwydd tywydd, sef ei hongian allan, ac os am dywydd sych mi fyddai'r gwymon yn sychu yn grimpin — ac efallai'n wlaw mawr y dyddiau hynny. Ac os am dywydd gwlyb mi fyddai'r gwymon fel cadach llestri, ac os am chwythu mi fyddai'i flaenau yn cyrlio.

---

[28] Sôn sydd yma am 'lyngyr yr iau' neu 'bydredd yr iau' — *liver rot* — yn dilyn heintiad dinistriol gan y llyngyren — *liver fluke*. Mae'n bosibl i ddyn gael afiechyd cyffelyb trwy fwyta llysiau heb eu coginio, ond nid yw hyn yn digwydd yn aml y dyddiau yma trwy drugaredd.
[29] 'Y dolyr diarth' — ewinor, bystwm, ffelum; *whitlow*. Chwydd llidus a phoenus o gwmpas yr ewin, a chyda perygl iddo grawnio ac ymestyn.
[30] ?cnewyllyn ?canol.

Mi fyddai yn gwneud moddion efo fflower brwmstan[31] a triog du. Plant fyddai'n cael llawer o hwn pan fyddai crachod yn codi ar y corff ac yn methu bwyta. Puro'r gwaed oedd pwrpas y moddion yma yn ôl fel y clywais.

Rwyf wedi cyfeirio at Richard Jones, Bellfield. Mi glywais yntau yn dweud am gampau'r meddyg o Fryn Canaid a'r moddion fyddai ganddi i anifeiliaid rhy luosog i'w henwi. Henfaes y gelwir Bellfield heddiw. Roedd Richard Jones yn gymeriad diddan iawn ac roedd yntau yn dda iawn efo anifeiliaid pan fyddai rhyw anhwylder arnynt. Mi farwodd o yn gynnar yn y tri degau.

Mi fyddai'r hen wraig yn gwneud moddion efo eirin tagu fel y byddant yn [cael] eu galw yn Llŷn — eirin oddi ar ddrain duon. Mi fyddai yn berwi y rhai hynny, ac wedi tynnu'r cerrig ohonynt mi fyddai yn eu cymysgu efo mêl a mintys. At y groenfol y byddai'r moddion yma yn dda — beth bynnag ydi y groenfol.[32]

Wrth ddarllen trwy'r blerwch yma a sylwi fod y meddyg yn ddibynnol iawn ar natur, mae'n debyg ei bod yn credu yn gryf iawn mewn mêl, a 'does dim ryfedd. Onid oedd hi'n byw yng nghanol blodau'r grug a'r eithin mân — bwyd mwyaf maethlon y wenynen. A chymaint oedd hi'n ddibynnu ar y môr — a 'does ryfedd yn y byd. Onid oedd y môr bron â churo wrth ddrws ei bwthyn?

Pan fyddai grafel ar rywun berwi rwdins [fyddai] a defnyddio'r dŵr. Mi fyddai hopys yn tyfu yng ngardd pawb ers talwm a gwneud burum y byddent efo hopys. 'Doedd dim burum sych i'w gael yr oes honno, roedd pawb yn gwneud eu burum eu hunain. Mi fyddai hen wraig Bryn Canaid yn hel llawer o hopys a'u rhoi mewn

---

[31] *Flowers of Sulphur.*
[32] Ystyr 'groenfol' yn dywyll — ?groenfoel, rhannau o'r croen e.e. y pen, yn mynd yn ddi-wallt/ ?*'alopecia areata'* — y moelni clytiog, a adnabyddir hefyd fel clwy'r llwynog. Ymddengys yn bosibl fod yma gysylltiad â'r gair corun, yna'r gair cyfansawdd yn troi yn gorynfoel a'r llygriad o hwnnw'n dod yn groenfoel. Awgrym yn unig.

casgen a dŵr am eu pen. Ond roedd yn rhaid cael casgen dderw — 'dwn i ddim pam. Roedd yn rhaid bod yn ofalus iawn efo cynnwys y gasgen, peidio â'i ysgwyd ar gyfrif yn y byd, a pheidio â defnyddio y cynnwys am dri mis. Ac yna rhoi rhyw fesur o'r dŵr am ben y dŵr rwdins at y grafel — beth bynnag ydi grafel.[33] Roedd fy Mam yn medru gwneud burum.

Pan fyddai asthma ar rywun mi fyddai yn hel dail carn yr ebol a brenhines y werglodd a'u sychu, ac roedd ganddi ryw lestr i'w rhoi [ynddo] ac yn rhoi tân arnynt, a gwneud i'r person efo'r asthma roi ei ben yn y mwg.

Mi glywais Richard Jones, Bellfield, yn sôn am foddion rhyfedd iawn i leddfu poen. 'Dwn i ddim a oedd y moddion yma ym meddygfa Bryn Canaid ai peidio — ddywedodd o ddim. Dyma'r moddion. Burum gwlyb, ias o ferw ar gyraints duon, a'r trydydd peth — glo. 'Dwn i ddim sut yr oeddynt yn ei ddefnyddio, p'run ai rhoi dŵr am ben glo, ta beth oeddynt yn ei wneud, ond mi fyddent yn gwneud llawer o'r moddion yma a'i gadw o dymor i dymor. Dŵr Cyrants duon, burum gwlyb a glo. Pan fyddai plentyn yn crio efo poen yn ei fol [y driniaeth oedd] tynnu colsyn coch o'r tân a'i roi mewn dŵr a rhoi y dŵr hwnnw i'r plentyn — a dyna'r feddyginiaeth.[34]

Beth bynnag a ddywed dysgedigion yr oes hon am bethau fel hyn, un peth y mae yn rhaid iddynt gydnabod a hynny ydi fod yr hen feddygon amhroffesiynol wedi gwneud eu gorau i esmwytháu cur eu cyd-fforddolion trwy lawer ymdrech galed. A dyna wnaeth hon. Mi wnaeth ddiwrnod da o waith ac mae'n debyg iawn fod

---

[33] Cyflwr poenus pan fo'r claf yn pasio graean, ac efallai gwaed yn y troeth, adnabyddir fel colig pledrennol neu arennol.
[34] Triniaeth debyg i'r bisgedi sercol a ddefnyddir heddiw.

O.N. Fe ymddengys fod unrhyw beth llyfn ac esmwyth — menyn, menyn gwyrdd, saim a chŵyr crydd, a hyd yn oed 'Baw Gwydda' yn addas fel sail *(ointment base)* i gynnal a diogelu'r rhinweddau iachusol a noddid yn y llysiau ac yn y gwymon codog.

cyfrinach y moddion oedd hi yn ddefnyddio yn rhedeg yn y teulu ers canrifoedd, ac efallai un genhedlaeth ar ôl y llall yn trio gwella ar foddion eu [rhagflaenwyr]. Ar ôl i ddau gant arall o flynyddoedd fynd heibio mi fydd rhywun yn dweud mai ar ffiniau meddygaeth oedd y cyfnod yr ydym ni'n byw ynddo, er fod hynny'n anghredadwy i feddwl amdano. Dyna ydi syniad pob oes — meddwl ei bod wedi cyrraedd y brig mewn dysgeidiaeth.

Erbyn imi orffen ysgrifennu hyn o eiriau, mae'r hen bapurau neu'r penawdau wedi eu dinistrio yn y fflamau. Yn ystod mis Awst mi alwodd Doctor Emyr Wyn Jones i fy ngweled yn ôl ei arfer, ac yn ystod y drafodaeth a fu rhyngom, mi ddywedais wrtho fy mod wedi bod yn chwilio ymysg hen bapurau ac wedi dod ar draws moddion y 'Meddyg o Bryncanad', ac mi gefais orchymyn pendant ganddo i'w croniclo. Ac oni bai amdano fo ni fuasai neb yn gwybod dim am yr hanes. Mi gaiff Doctor E. W. Jones ddweud y gair dwytha, yr unig beth a ddywedaf i ydi fod ciw o frid yn well na phrentis.

* * * *

Ôl-Nodyn: Cafwyd y wybodaeth gan William Jones o bapurau ei dad, Hugh Jones, Yr Efail, Aberdaron, ac yntau wedi eu cael o law Robert Jones, Pensarn Isa, Aberdaron.

* * * *

Derbyniwyd yr awgrym imi gymhennu dogfen Gwilym Daron a 'chywiro' tipyn ar ei orgraff. Ofnid y byddai dilyn arweiniad o'r fath yn debyg o amharu ar arddull ac atyniad y fersiwn gwreiddiol. Fodd bynnag, gellir hawlio'n deg fod y fersiwn diwygiedig uchod yn rhwyddach o gryn dipyn i'w ddarllen. Cymerwyd gofal rhag newid dim ar gynnwys ffeithiol y ddogfen.

NODIADAU AR Y DDOGFEN

1. Abwydyn tua maint bys canol y llaw ddynol yw'r gele; y mae'n byw yn y dŵr ac yn sugno gwaed dyn ac anifail, gyda'r geg a'r sugnedydd bach yn y pen blaen a'r sugnedydd mawr yn y pen ôl. Mae'r brathiad yn ddiboen er bod yn ddwfn, ac nid yw'r gwaedlif yn ceulo oherwydd mae gan y gele wrthgeulydd — *anticoagulant* — sef *hirudin*. Defnyddid hwy yn fynych hyd flynyddoedd cynnar y ganrif hon, hyd yn oed yn y prif ysbytai, at anhwylderau megis y pâs a'r gowt, a chur tost yn y pen pan osodid y gelod ar yr arlais, heb sôn am salwch meddyliol a chlefyd y croen.

Pan fyddent bron yn ddirlawn byddai'r gelod fel rheol yn ymlacio'u gafael yn ddigymell, ond os oeddynt yn gyndyn roedd gwasgaru dipyn o halen drostynt yn berswâd digonol. Rwy'n cofio'n dda, flynyddoedd lawer yn ôl bellach, gweld y creithiau triongl, ar ffurf y llythyren 'Y', a adewid ar y frest ar ôl defnyddio'r gelod mewn achosion o lid ar bilen y galon. Rhwng y ddau Ryfel Byd byddai gelod yn rhan o *armamentarium* — o arfogaeth, gair eithaf priodol — dispensari'r Ysbyty Brenhinol yn Lerpwl.

2. Mae'r cyfeiriad at y Bysedd Cochion (neu Fysedd y Cŵn) yn cael eu defnyddio gan 'Hen Wraig Bryn Canad' tua dwy ganrif yn ôl o arwyddocâd eithriadol. Efallai'n wir mai dyma'r sylw mwyaf dengar yn nogfen William Jones. Ni ellir amgyffred pwysigrwydd y sylw hwn heb roi braslun o'r cefndir meddygol — neu lysieuol yn hytrach.

Y ddau lysieulyfr clasurol a oedd yn parhau mewn bodolaeth ym Mhrydain yn ystod y cyfnod dan ein sylw yma oedd cyfrol John Gerard (1545-1611/12), brodor o Norwich ac awdur *Herball — Historie of Plants,* a llyfr enwog Nicholas Culpeper (1616-1654) y *Complete Herbal.* Argraffwyd cyfrol Gerard ym 1597, ond fe hawlir mai'r Trydydd Argraffiad ym 1636 yw'r fersiwn mwyaf boddhaol. Yn nhreigl amser cafwyd amryw adargraffiadau o'r *Herball,* a'r olaf mor ddiweddar â 1985.

Ar ôl rhoi'r manylion botanegol am ffurf a lleoliad y blodyn, dyma ddywed Gerard am y gwerth iachusol:

> Mae Bysedd Cochion oherwydd eu chwerwedd yn boeth ac yn sych, gydag elfen lanhaol [neu garthol] yn gysylltiedig â hwy.
> Eto nid ydynt o unrhyw werth, ac nid oes iddynt le o gwbl ymhlith moddion yn ôl y Cyndadau. *(Trosiad)*

Sylwer yn arbennig ar bendantrwydd negyddol yr ail frawddeg.

Roedd Nicholas Culpeper mewn practis meddygol yn Llundain, ac fe ddaeth i enwogrwydd fel meddyg a seryddwr yn ystod hanner cyntaf yr ail ganrif ar bymtheg, ac fe argraffwyd ei *Complete Herbal* ym 1653. Oherwydd poblogrwydd rhyfeddol y gyfrol a'i lluniau lliwgar o'r llysiau, fe'i hadargraffwyd yn gyson byth er hynny. Mae'n debyg fod Culpeper wedi dibynnu i raddau ar waith arloesol Gerard, ond fe roddodd fwy o fanylion a chyfarwyddiadau iachusol na'i ragflaenydd. Dyma drosiad o'i sylwadau ar rinweddau'r Bysedd Cochion:

> Mae trwyth ohonynt gydag ychydig siwgr a mêl yn glanhau a charthu'r corff i fyny ac i lawr, ac yn agor rhwystrau ar yr iau a'r ddueg, yn fuddiol at Glwy'r Brenin . . . Rwy'n hyderus mai eli o'r Bysedd Cochion yw un o'r moddion gorau at ben crachlyd.

Fe welir ar unwaith fod Culpeper yntau yr un mor dawedog â Gerard am ddefnyddioldeb ehangach a phwysicach y Bysedd Cochion. Yr unig gasgliad yw nad oedd y ddau 'awdurdod' cyfamserol yn gwybod dim am werth unigryw y blodeuyn yma i leddfu afiechydon y galon.

Gwelwyd y cyfeiriad cyntaf at wir werth iachusol y Bysedd Cochion yng ngwaith y meddyg a'r botanegwr William Withering (1741-1799). Ganwyd ef yn Wellington, Swydd Amwythig, ac fe gafodd ei addysg feddygol yng Nghaeredin. Ym 1785 cyhoeddodd Withering ei gampwaith — *An Account of the Foxglove and some of its Medical Uses,* a thrwy hynny daeth rhinweddau'r Bysedd Cochion yn adnabyddus i'r byd meddygol am y tro cyntaf.

Fodd bynnag, nid ei ddarganfyddiad ef oedd hwn yn yr ystyr wyddonol, oblegid y gwir yw i rywun ddeisyf ei farn ym 1775 ar driniaeth werinol — *folk remedy* — a weinyddid gan hen wraig yn byw yn y sir er cynorthwyo achosion o analluedd y galon, yn enwedig gyda dropsi yn cymhlethu'r sefyllfa. Fe ddywedir:

> Fe gadwyd y gyfrinach am amser maith gan hen wraig o Sir Amwythig, a'i bod hi wedi llwyddo droeon i roi gwellhad i'r claf pan oedd meddygon rheolaidd wedi methu.

Roedd yna nifer helaeth o ddefnyddiau yn y trwyth, ond y Bysedd Cochion oedd yr elfen hanfodol. Cyfraniad mawr Withering oedd perffeithio a cheisio safoni'r trwyth, ac nid dyma'r lle i drafod pharmacoleg y cyffur. Fe aeth y broses ddadansoddol ymlaen am bron ganrif a hanner cyn i arbenigwyr y galon ddod i ddeall gwir natur, gwerth, a'r modd i ddefnyddio'n briodol, y cyffur *Digitalis* a lochesai yn y dail.

Cyfyd cwestiynau diddorol ond bellach sy'n anatebaadwy. Os gwyddai'r hen wraig arbennig honno am werth y Bysedd Cochion paham na wyddai Gerard, ac yn enwedig Culpeper? Sut y cafodd hi'r wybodaeth yn y lle cyntaf? Onid o enau perthynas neu gymydog? Yn sicr nid o lyfr.

Syndod mawr oedd deall trwy ddogfen William Jones fod 'Meddyges' Bryn Canaid yn agos iawn at yr un cyfnod yn paratoi trwyth mewn dull cyntefig o'r un blodyn a chyda'r un amcan. Roedd hi yn paratoi ei thrwyth o'r 'coesau ar bloda ar dail', ac nid oedd disgwyl iddi wybod mai yn y dail y llechai'r rhinwedd. Gan y defnyddid y Bysedd Cochion ger Amwythig tybed a oedd y ddawn werinol wedi ymestyn 'drws nesa' i Faldwyn ac oddi yno wedi ymledu ar draws cefn gwlad i Ben Llŷn? Neu ynteu mai sefyllfa gyfochrog ac anghysylltiol oedd yma? Rwy'n teimlo mai'r olaf yw'r ddamcaniaeth gywir. Mae'n siŵr na ddaeth cyfrol Withering erioed i Uwchymynydd, ac nad oedd gan y 'Feddyges' air o Saesneg.

O gofio mor ddiffygiol a thruenus oedd cyflwr addysg yng Nghymru, ac ym Mhrydain drwyddi draw o ran hynny, ddwy ganrif a hanner yn ôl, mae'n debygol iawn fod y 'Feddyges', fel y mwyafrif o'r trigolion, yn anllythrennog yn y Gymraeg hefyd. Yr unig obaith bron i werin Cymru oedd i leiafrif ohoni gael y cyfle i fynychu ysgolion cylchynol Griffith Jones, Llanddowror, ond symudol ac ysbeidiol i raddau oedd gweithgareddau'r drefn glodwiw honno.

Cefais y fraint o drafod rhai o'r agweddau yma mewn perthynas â Phen Llŷn gyda'r diweddar Barchedig G. T. Roberts, Botwnnog. Yn ei farn ef 'cafodd y garfan [o Fethodistiaid] gapel yn Uwch-y-mynydd tua 1764 . . . ac yn weddol fuan ar ôl 1776 codwyd capel Penycaerau'.

Yn y dyddiau cynnar roedd pregethwyr Methodistaidd yn ymweld yn bur gyson â Llŷn o tua 1742 ymlaen. Mewn tystiolaeth i'r esgob ym 1749 dywedodd Ficer Aberdaron mai pedwar teulu a gyfrifid yn aelodau o'r enwad newydd ym mhlwyfi Aberdaron a Llanfaelrhys. Teuluoedd Methodistaidd fel rheol, er nad yn ddieithriad, oedd yn agor eu drysau i'r ysgolion cylch. Mae'n werth sylwi i un o ysgolion Griffith Jones gael ei chynnal yn yr Hendre ym 1748-49, ac mai un o ymddiriedolwyr cyntaf capel Uwchmynydd, yn ôl *Methodistiaeth Cymru* (Cyf. 2, t. 143), oedd Griffith Evan, Hendre. Ar y pryd nid oedd 'Hen Wraig Bryn Canad' ond geneth bymtheng mlwydd oed, ac o bosibl yn cael cyfle — yn ddamcaniaethol felly beth bynnag — i ddysgu darllen. Mae'n anodd dychmygu y buasai ganddi na'r amser na'r dyhead i gerdded yn ôl ac ymlaen o'i chartref i'r Hendre. Felly y tebygrwydd yw ei bod yn anllythrennog yn y Gymraeg.

Ar y llaw arall, pe bai'r 'Feddyges' yn medru darllen, a oedd yna ffynhonnell o wybodaeth brintiedig ar gael iddi yn Gymraeg? Ym 1816 ymddangosodd *Herbal neu Lysieulyfr Culpeper wedi ei heliaethu* [sic] *gan Dr. Parkins* yn Rhannau 1 a 2 — dwy gyfrol fechan denau o 36 tudalen yr un. Fe'u 'casglwyd' gan D. T. Jones, ac fe'u cyhoeddwyd yng Nghaernarfon gan L. E. Jones. Daeth Rhan 3, eto o'r un maint, allan o'r un wasg ym 1817, ac ailargraffiad o'r ddwy ran gyntaf ym 1818. Mae'n amlwg fod y llyfrynnau yn boblogaidd oblegid bu argraffiad ym 1823, ac nid oes dyddiad ar y 'Trydydd Argraffiad' a brintiwyd yn Llanrwst, efallai mai tua 1830 y digwyddodd hynny.

Nid oes unrhyw bwrpas dilyn y cyfieithiadau ymhellach oherwydd hyd yn oed pan ddaeth y trosiad cyntaf allan o'r wasg ym 1816/17 roedd 'Hen Wraig Bryn Canad' dros ei phedwar ugain mlwydd oed. Go brin ei bod erbyn hynny'n dal i ymarfer ei gweithgareddau therapiwtig.

Sonnir yn Rhan 2 am 'Fenyg y Llwynog' yn yr un termau'n union â'r Saesneg gwreiddiol, ac nid oes sylw yn y fersiwn Gymraeg chwaith am effaith llesol y blodyn 'ar wendid y galon'. Felly mae'n deg casglu fod y 'Feddyges' yn defnyddio trwyth o'r Bysedd Cochion yn ôl ei phrofiad ei hun, ac efallai'n dilyn arweiniad un o'i pherthnasau gynt. Yn hyn o beth roedd ei dull o baratoi'r trwyth, er mor afrosgo ydoedd, yn cynhyrchu rhywbeth o'r un natur â'r *decoctions, infusions* a'r *tinctures* — gyda'r anhawster sylfaenol o safoni'r ddogn — o law meddygon a fferyllwyr flynyddoedd yn ddiweddarach.

3. Mae'r cyfeiriad at y 'Feddyges' yn cyrchu dŵr o 'ffynnon yn ben y Rhiw' yn rhesymol ddigon, ac y mae'n siŵr fod haearn a 'mangannis' ynddo. Ym 1827 y dechreuwyd ar y gwaith o gloddio am y mwyn du — manganese — ar lethrau Mynydd y Rhiw. Bu prysurdeb mawr yno ar un adeg, ac fe barhaodd y cloddio yn ysbeidiol hyd ddiwedd yr Ail Ryfel Byd. Erys yr olion a'r creithiau ym Mhorth Ysgo ac ar y mynydd. Credaf mai sylw ychwanegol gan William Jones ei hun oedd y cyfeiriad at y 'mangannis', roedd yr hen wraig wedi marw chwe blynedd cyn agor y chwarel.

Fodd bynnag, roedd rhinweddau dŵr Ffynnon Aelrhiw yn adnabyddus ers rhai canrifoedd, ymhell cyn i neb ymholi am ddaeareg y llechweddau. Mae'r ffynnon yno o hyd yn y maes ychydig islaw i'r Eglwys. Priodol yw cyfeirio at waith ymchwil manwl Miss Margaret Griffith i hanes y mwyngloddio yn y Rhiw, ac fe welir cyfran o'r hanes difyr yn ei hysgrif gynhwysfawr yn *Nhrafodion Cymdeithas Hanes Sir Gaernarfon*, 1989, Rhif 50, tt. 41-70, dan y teitl *Manganese Mining at Rhiw in Llŷn Between 1827 and 1945*.

Fel y digwydd mae manganese yn un o'r elfennau arlliwiol *(trace elements)* anhepgor er sicrhau twf planhigion, ac er hyrwyddo gweithrediad rhai o'r ensymau. Hyd y mae'n wybyddus nid yw amddifadiad ohono yn arwain at unrhyw salwch penodol. Mae'r anemia sy'n gysylltiedig â diffyg haearn yn tarddu'n aml o annigonedd ymborthol, a bron yn ddieithriad tlodi yw'r achos am hynny. Mae achosion eraill hefyd ar waith, ond nid dyma'r lle i'w trafod.

4. Dyma sylw tra diddorol ac fe gefais gyfle rai blynyddoedd yn ôl i gyfeirio at arferiad o'r un natur. Dyma ddyfyniad o'r ysgrif honno:

> Mae'n demtasiwn troi oddi ar y llwybr gwyddonol wrth fynd heibio i gofnodi'r ffaith fod gennyf atgof plentyn am yr arferiad mewn ambell ffermdy yn Eryri a Maldwyn o gadw hen dorth wrth law nes y byddai wedi llwydo a throi'n wyrdd oherwydd twf ffwng o ryw fath arni; a phan ddigwyddai archoll neu friw rhoddid tafell o'r dorth arno, ac yna rhwymyn i'w dal yn ei lle. Dyna driniaeth cymorth-cyntaf syml ac effeithiol! 'Roedd mân rwydwaith y dafell o fara yn gysgod esmwyth i'r anaf ac yn gynhorthwy sylweddol i atal diferiad y gwaed trwy hyrwyddo'r proses o geulo'n gyflym, tra 'roedd y ffwng, gellid tybio, yn gweithredu i atal haint rhag ymddangos yn yr archoll.
>
> *Y Gwyddonydd*, Haf 1985, Cyf. 23, Rhif 1, t. 7.

Fe welir yma agwedd arall o'r un syniad gan 'Feddyges' Bryn Canaid pan ddefnyddiai'r 'menyn gwyrdd', 'cadw afalau drwg' a'r 'caws wedi gwyrddio' yn union i'r un pwrpas.

Addas yw dal sylw imi bwysleisio, yn yr ysgrif a ddyfynnwyd, orchest neilltuol Dr. William Roberts (Syr William yn ddiweddarach), brodor o Fodedern, Môn, a meddyg ym Manceinion, yn llwyddo i arddangos ar ôl pedair blynedd o ymchwil (1869-1873) fod gan ffwng y gallu i atal ffyniant bacteria.

> Cyflawnodd dros dri chant o arbrofion cyn cyhoeddi'r canlyniadau. Yr adeg honno, sef yn nyddiau cynnar bacterioleg, syml oedd y cyfarpar, elfennol y technegau a chyntefig y labordai.

Ym 1876 rhoddodd John Tyndall, yr ysgolhaig disglair a gadarnhaodd ymchwil arloesol William Roberts, ganmoliaeth iddo am 'ei arbrofion nodedig', ac meddai:

> Ymhob achos lle roedd y ffwng yn dew a chydlynol roedd y bacteria yn marw neu'n myned i gysgu, ac yn disgyn i'r gwaelod fel gwaddod.

Oni welir yma, tua chanrif yn ddiweddarach, gadarnhad gwyddonol o brofiad 'clinigol' yr hen 'Feddyges' syml?

Onid oedd William Jones wedi bod yn brofiadol o driniaeth gyffelyb o law ei fam? Ymddangosodd cyhoeddiad cyntaf Fleming ar y testun yma ym Mehefin 1929, ac ni sylweddolwyd gwir werth Penisilin ac ni phurwyd mohono tan Ebrill 1940 yn dilyn ymdrechion Howard Florey ac Ernst Chain yn Rhydychen.

DILYNIAD:
CYFROLAU MEDDYGOL CYFOES

Nid oes galw yma am astudiaeth fanwl o'r cyhoeddiadau cyfamserol a fyddai, efallai, wrth law i'r Hen Feddyges gyda'i gweithgareddau adferol. Ond y mae'n berthnasol sylwi'n fyr ar rai o'r llyfrau yn yr iaith Gymraeg a fyddai, o bosibl, wedi dod i'w dwylo, er ei bod yn amheus a oedd hi, mwy na'r werin yn gyffredinol, yn rhwydd lythrennog. Mae mwy o amheuaeth fyth faint o grap a oedd ganddi ar y Saesneg.

Fodd bynnag, cyfieithiadau o'r Saesneg oedd y mwyafrif o'r cyhoeddiadau 'iechydol' yng Nghymru yr adeg honno, ac mae'n amlwg hefyd fod yna lawer iawn o aralleirio ac adysgrifennu o'r naill gyfrol i'r llall, a hynny heb gydnabod y ffynhonnell. Pwrpas y 'Dilyniad' yma yw taflu brasolwg ar y maes diddorol hwn.

Mae'n werth sylwi mor awgrymog a chynhwysfawr yw'r teitlau. Enghreifftiau yn unig a gynigir ac ni honnir am funud fod y rhestr yn gyflawn. Yn gyntaf, sylwer ar y llyfr bychan — *Pob dyn/yn ei Physygwr ei hun/Newydd ei gyfieithu i'r Gymraeg*, a 'argraphwyd ac ar werth gan I. Ross, Caerfyrddin, 1771'. Ac yn ail, cyhoeddwyd gan 'Wasg Trevecka' ym 1793 gyfrol fechan N. Williams, sef *Pharmacopoeia/or/Early Admonitions/in English and Welsh*. Y bwriad oedd iddo ymddangos 'In six parts', ond y rhan gyntaf yn unig a welais. Ymddengys fod y gyfrol yn dderbyniol oblegid fe gafwyd adargraffiadau ym 1835 a 1839 gan T. Price, 'Merthyr Tydfil'. Fe welir ysgrif werthfawr ar fywyd lliwgar Nathaniel Williams yn *Y Bywgraffiadur*

Cymreig Hyd 1940, felly ni thrafodir ei hanes ymhellach yma.

Llyfr poblogaidd arall o'r un natur oedd *Y Prif Feddiginiaeth sef Phisigwriaeth yr Oesoedd Gynt, neu Ffordd Hawdd a Naturiol i iachau y rhan fwyaf o Glefydau.* Roedd y llyfr 'wedi ei gyfieithu i'r Gymraeg allan o'r Pumed Argraffiad yn Saesneg er lles y Cymru'. 'Argraffwyd yn Amwythig ac ar werth yno gan Stafford Prys, Gwerthwr Llyfrau, 1759'. Cyhoeddwyd y fersiwn Saesneg wreiddiol — *Primitive Medicine* — ym 1748, a'r awdur oedd John Wesley, a'r cyfieithydd i'r Gymraeg oedd John Evans, Y Bala.

Soniwyd eisoes fod nifer yr adargraffiadau, er enghraifft o waith Culpeper, yn profi mor boblogaidd oedd 'llyfrau iechyd'. Dyna hefyd oedd y sefyllfa gyda *Primitive Medicine.* Mae Wesley ei hunan yn cyfeirio at fodolaeth 'rhwng ugain a deg ar hugain o argraffiadau wedi eu printio yn Lloegr ac Iwerddon erbyn 1775'. Mae Dr. Edward Davies, Cerrigydrudion, wedi trafod y gyfrol arbennig yma yn *Y Traethodydd,* mor ddiweddar â Gorffennaf 1992, dan y teitl 'John Wesley a'i Brif Phisigwriaeth'. Mae'r ysgrif yn trafod cefndir Wesley a'i dueddfryd meddygol. Er na chafodd hyfforddiant 'swyddogol' nid oedd ei anfantais yn llesteirio fawr ddim ar ei weithgareddau 'clinigol', nac yn ei wahardd chwaith rhag ymroi i feirniadu'n bur hallt feddygon ei gyfnod.

Mae Dr. Edward Davies yn cyfeirio at yr adargraffiadau yn Llanrwst (1858) gan John Jones, ac ym Mangor (1861) gan J. M. Jones. Cyhoeddwyd un arall hefyd dan yr un teitl ac 'uwchlaw 750 o Gynghorion/wedi ei gyfieithu/i'r Gymraeg gan J. E./ym 1826: Argraffwyd ac ar werth gan Peter Evans, Caernarfon'. Mae'r ailargraffu ysbeidiol am fwy na chanrif yn brawf o boblogrwydd parhaol y math yma o feddyginiaeth cartref yng Nghymru yn ogystal â Lloegr.

Addas yw cyfeirio at ddwy gyfrol arall ar ffiniau'r

cyfnod dan sylw. Mae'r gyntaf yn swmpus a phur uchelgeisiol, a'r ail yn llawer mwy distadl, ac mae'r teitlau yn adlewyrchu hyn i'r dim. *Yr Hyfforddwr Meddygol/neu Arweinydd/Meddyginiaeth Deuluaidd/* gan Richard Reece, M.D./'wedi ei gyfieithu o'r Saesneg er budd i'r Cymru un iaith', oedd y gyfrol a argraffwyd gan William Williams, Merthyr Tudful ym 1818. Llyfryn yw'r ail ac y mae'r teitl yn rhyfeddol o ddiamwys — *Physygwriaeth yr Hwsmon a'r Tlodion* gan Richard Pritchard, ac fe'i cyhoeddwyd gan Thomas Price, Merthyr Tudful ym 1839. Mae'n wybyddus fod pryder y dyddiau presennol am fygythiad cymdeithasol — a moesol — 'y gwasanaeth iechyd deulawr', ac y mae'n amlwg nad peth newydd yw'r broses o ddidoli'r cleifion. Roedd yr Hen Feddyges o Fryn Canaid yn ei bedd rai blynyddoedd cyn i'r llyfryn gwerinol yma ymddangos. Gyda llaw, fe sicrheir y darllenwyr am y cynnwys 'a dynwyd allan o/Hen Lyfrau Meddygol gorau'.

Prin fod angen pwysleisio nad oedd yn bosibl iddi wybod dim am yr hen glasuron meddygol yng Nghymru, oblegid mai ym 1863 y cyhoeddwyd cyfieithiad John Pughe o *Meddygon Myddfai,* ac yn ystod y ganrif hon yr ymddangosodd yr argraffiadau cyntaf o *Llysieulyfr Meddyginiaethol William Salesbury* a'r *Welsh Leech Book.*

Fe hawliwyd ar ddechrau'r 'Dilyniad' fod ystyriaeth o'r llyfrau a'r llyfrynnau cyfoed yn berthnasol. Mae un enghraifft yn ddigon. Un o'r arwyddion cynharaf a'r mwyaf cyffredin o fethiant y galon yw'r dyfrglwyf neu'r dropsi, a chael gwared o'r 'dŵr' sydd wedi crynhoi yn y coesau (a'r iau a'r ysgyfaint) yw amcan y driniaeth. Felly edrychwyd ar yr arweiniad a roddwyd ymhob un o'r cyfrolau Cymraeg a nodwyd, ac yn y rhai Saesneg hefyd, i drin y cyflwr yma. Roedd un llyfryn Cymraeg yn argymell pedwar ar ddeg o 'Gynghorion i wella'r Dyfrglwyf (Dropsy)'. Wedi archwilio pob un o'r cyfrolau ni welwyd un cyfeiriad at werth trwyth o'r Bysedd Cochion, neu Fenyg y Llwynog, at liniaru'r cyflwr yma. Felly mae'n deg casglu mai o brofiad ac nid o lyfr y cafodd yr Hen Feddyges y rheswm dros ddefnyddio'r 'cyffur' a lechai yn y llysieuyn hwn. Y casgliad rhesymol yw mai gweithredu yr oedd, mewn ffordd drwsgl ac 'anwyddonol' o angenrheidrwydd, wrth gwrs, ar draddodiad a drosglwyddwyd iddi gan ei hynafiaid, neu hen wraig 'ddoeth' ymhlith ei chymdogion. A pha mor bell yn ôl i'r gorffennol? Pwy a ŵyr?

CIPOLWG AR HEN GYMDEITHAS PEN DRAW LLŶN AC ENLLI

A wêl y gamp geilw i go'
Swyn y gymdeithas honno,
Gwerin o ddedwydd linach
Y tyddyn a'r bwthyn bach.

Y PRIFARDD DIC JONES
(Am werin Ardudwy)

Ymhlith yr atgofion mwyaf gwerthfawr a drysoraf yw'r olwg ar yr hen sgwner fach — y *Pilgrim* — yn dadlwytho glo ar draeth Aberdaron, a'r siwrnai ym mrêc fawr Tocia a phedwar ceffyl yn ei thynnu. Mae yma elfen o sentimentaliaeth, wrth gwrs, ond nid oes angen ymddiheuro am hynny. 'Ni fwriaf o gof yr haf a gefais'.

Mi wn yn burion mor gamarweiniol o hawdd yw goreuro'r gorffennol, cofio am fwynder y pleserau a gloywder y rhinweddau a nodweddai yr hen gymdeithas, ac anghofio'r cyni a'r trallod — dyna'r pechod sy'n barod i amgylchu pob un ohonom. Ond roedd gorthrwm creulon i'w weled hefyd. Roeddwn yn adnabod yn dda werinwr deallus a'i deulu a drowyd allan yn ddisyfyd o'u fferm yn Aberdaron gan y tirfeddiannwr am iddo fod mor annibynnol â threfnu i'w fam gael ei chladdu 'dan y drefn newydd'.

Proffwydodd yr un y damsangwyd arno mewn dull mor fileinig — gweithiwr cydwybodol a blaenor goleuedig — na ddeuai byth ffyniant i'w orthrymydd a'i deulu ar ôl cyflawni'r fath gamwedd. Ac felly bu. Er eu golud a'u rhwysg bu raid iddynt yn lled fuan wedyn adael y plas ac fe wasgarwyd y stad. Cyn i'r cwymp hwnnw ddigwydd gorfodid plant y pentref gan yr ysgolfeistr i 'dalu parch' i'r sgweier. Felly pan oedd ef neu un o'r teulu yn mynd heibio roedd y bechgyn wedi eu siarsio i sefyll ar un ochr i'r ffordd a saliwtio, a'r genethod yn moesgrymu ar yr ochr arall! Nid gwiw cuddio'r gwir os y bwriad yw cyflwyno braslun teg a chytbwys wrth geisio cynnig yma 'Gipolwg ar Hen Gymdeithas' Pen Llŷn.

Hawdd yw cofio tes a heulwen haf ac anghofio rhuthr didostur y corwynt ac ymchwydd rheibus y môr yn y gaeaf. Os nad oedd y tyddynnod yn foethus roeddynt yn gymen ac yn wresog groesawgar, ac eto yr adeg honno roedd y clefydau heintus a'r pla gwyn difaol yn llechu yn eu magwyrydd. Mae'r sefyllfa iechydol yn anhraethol well erbyn hyn. Ni fuasai neb ohonom yn fodlon cyfnewid triniaethau meddygol heddiw am ddulliau uniongred ddwy ganrif yn ôl, a llai fyth am foddion cyntefig 'Hen Wraig Bryn Canad'. Ac eto tra diddorol ac nid diystyr oedd ei chyfraniad hithau 'Ar Ymylon Meddygaeth'. Felly ar draul peth ailadrodd ymddengys mai priodol iawn yw pwysleisio unwaith eto'r ddwy agwedd ryfeddol, a rhagweledol i raddau, a ddatguddir yn nogfen William Jones. Efallai, mewn print, eu bod yn unigryw — yng Nghymru beth bynnag.

Wedi'r cwbl roedd gan yr hen 'Feddyges' grap bregus ond ymarferol ar briodoleddau iachusol Menyg y Llwynog neu'r Bysedd Cochion, ac fe gyrhaeddodd hynny heb wybod am fodolaeth Dr. William Withering. Dyma'r sefyllfa pan oedd John Gerard yn ei *Herball* yn haeru 'nad oedd iddynt unrhyw werth . . . ymhlith moddion yn ôl ein Cyndadau', ac yr oedd Nicholas Culpeper yr un mor anystyriol a diddymol ohonynt.

Peidiwn ag anghofio chwaith brofiad 'Hen Wraig Bryn Canad' gyda'i thafell o gaws gwyrdd, a gwerth canfyddadwy y dogn o ffwng i hyrwyddo iachâd briwiau. Aeth tua chanrif heibio nes y llwyddodd Syr

William Roberts 'gyda'i arbrofion nodedig' i arddangos yn wyddonol fod ffwng yn atal twf bacteria. Ond gellir yn deg gasglu fod y 'Feddyges' wedi sylweddoli dro ar ôl tro laweroedd o weithiau — mewn dull hollol anwyddonol — gwerth adferol y caws gwyrdd. Annoeth i'r eithaf fyddai hawlio mai hi yn unig oedd berchen yr wybodaeth dra defnyddiol hon. I'r gwrthwyneb, tybiaf mai'r tebygolrwydd yw fod llawer o 'hen wragedd' eraill yng nghefn gwlad Cymru yn defnyddio'r un driniaeth syml ers amser maith. Ond nid yw hynny'n lleihau dim ar y gweithgarwch adferol — anuniongred neu beidio — y daliwyd ato cyhyd ym Mryn Canaid ddwy ganrif yn ôl. 'Na ddiystyrwch y pethau bychain'.

I gloi, dyfynnaf eto ran o deyrnged E. Morgan Humphreys, beth amser yn ôl bellach, i werin Ardudwy, oblegid ymddengys i mi fod y geiriau yr un mor addas mewn perthynas â'r 'Hen Gymdeithas' a ffynnai gynt ym mhen pellaf Llŷn.

Ac er caleted eu llafur yr oedd ambell un yn cael cip oddi ar y llechweddau a rhwng muriau'r hen gapel ar dyrau Caersalem yng nghymylau'r machlud, ac yn gweled y môr o wydr yn disgleirio rhyngddynt ar y gorwel draw.

Uchelgais falch, na wawdia'u llafur hwy,
Eu syml bleserau, a'u distatlaf rawd;
A thithau, Fawredd, paid a'th ddirmyg mwy
Pan draether hanes dinod byr y Tlawd.

T.I.R. (T. Ifor Rees)
Trosiad o "Elegy", Thomas Gray

CYFEIRIADAU

Mae'n amlwg mai trafodaeth atgofus a phersonol yw hon ac nid traethawd ffurfiol a chymdeithasegol. Yn ffodus iawn mae astudiaeth ragorol o'r natur yna o ardal Aberdaron ar gael yng nghyfrol T. Jones Hughes, *Welsh Rural Communities* (1960), tt. 121-181. Felly daethpwyd i'r penderfyniad nad oedd galw am restr fanwl o gyfeiriadau yn ychwanegol at y rhai a nodir yn eglur ddigon yng nghorff yr ymdriniaeth. Fodd bynnag, y mae angen cyfeirio'n ddiolchgar at ysgrif ddiddorol y Prifardd T. Llew Jones ar y 'cwlstrin' o dan y teitl 'Y Ceffyl Pren' yn *Llafar Gwlad*, Rhif 37, Haf 1992.

Yn y gorffennol ymddangosodd ysgrifau eraill gennyf ar Ben Llŷn yn *Y Traethodydd*, ac yng *Nghylchgrawn Llyfrgell Genedlaethol Cymru*, cyn eu cywain i'r gyfrol *Ysgubau'r Meddyg*, a gyhoeddwyd bron ugain mlynedd yn ôl bellach. Mae rhai o'r penawdau yn arddangos natur y rhannau hynny o'r cynnwys sy'n berthnasol i'r drafodaeth bresennol, megis 'Ieuan Lleyn ac Ynys Enlli', 'Hen Ddyddiadur o Enlli' ac arolwg ar awduriaeth yr emyn 'Y Cysur i Gyd', a briodolwyd am amser maith, ond yn gamarweiniol, i Ieuan Lleyn.

WILLIAM JONES A'I EFFEMERA O ENLLI

Mae gwir angen y nodyn ychwanegol hwn oherwydd fe wnaethpwyd ychydig o gam â William Jones trwy honni nad oedd yn 'gasglwr'. Yn ddiweddar iawn ac yn hollol annisgwyl darganfuwyd anrheg arall a dderbyniais o'i law ar 23 Mawrth 1966 — a minnau wedi'i ffeilio'n rhy ofalus. Mae cynnwys y pecyn bychan yn eithaf diddorol, ac mae mor amrywiol fel nad yw'n hawdd gosod yr eitemau mewn trefn. Nid oes dim syfrdanol yma ond fe deflir golwg — cipolwg yn hytrach — ar fywyd trigolion Enlli yn ystod ail ran y ganrif ddiwethaf a dechrau'r un bresennol. Rwy'n credu fod casgliad bychan William Jones o'r effemera yn werthfawr oherwydd mai ychydig iawn o bethau cyffelyb, yn tarddu o Enlli a Phen Llŷn, sydd ar gael erbyn hyn.

Ar bwt bach o bapur toredig sydd nawr wedi brychu a melynu, fe welir emyn un pennill dienw mewn llawysgrif hynod o ddestlus. Dyma'r pennill ac mae'n un newydd i mi:

> Yr adgyfodiad mawr a'r bywyd
> Trwy dy Yspryd tyrd i lawr
> Byd ac eglwys sydd mewn angen
> Cael o'th ddylanwadau mawr,
> Gweithia'n rymus dros y moroedd
> Ar eneidiau'r dyddiau hyn,
> Gweithia yn ein hardal ninnau
> Er mwyn angeu pen y bryn.

Tybed a oedd yr awdur yn frodor o Enlli? Teimlaf nad yw hyn yn debygol. Oni fuasai brodor wedi dweud 'ein *hynys* ninnau' yn hytrach nag 'ein hardal'? Mae'n sicr nad yw'r pennill yn llawysgrif y tri gweinidog cyntaf ar Enlli — Robert Williams, W. T. Jones a William Jones, nac ychwaith yn llaw Capten Rees Griffiths. Roedd rhwng pedwar ugain a chant o bobl yn byw ar Enlli yr adeg honno. Pa nifer ohonynt a oedd yn llythrennog ac yn meddu ar lawysgrif mor ddestlus?

Diogelwyd galarnad, dyddiedig 6 Hydref 1903, o waith y Parchedig William Jones, cyflwynedig i'w briod ar ôl iddi golli ei thad, Richard Parry, Trefor. Mae'n ddidwyll ond yn dilyn union batrwm confensiynol yr oes, ac nid oes angen dyfynnu ohoni yma.

Mwy diddorol yw'r ddalen fach yn cofnodi taleb, a hynny er syndod yn Saesneg.

3rd January 1858

Rec^d this day of Revd R. Williams Enlli the sum of nine shillings 4/- for Drysorfa & 5/- for James Hughes' £0. 9. 0.

F. Evans

Er ei fod yn byw ar Enlli roedd Robert Williams yn awyddus am gael cylchgrawn sylweddol y Methodistiaid, ac yn archebu 'Esboniad Siams Huws' — sef cyfrol enwog a thra phoblogaidd Iago Trichrug *Esboniad ar y Beibl*. Nid oes modd gwybod pa mor awchus am ddarllen oedd trigolion yr ynys, ond mae'n wybyddus fod yn y capel, a adeiladwyd gan yr Arglwydd Newborough ym 1875 — perchen yr ynys yr adeg honno — gasgliad o tua chant o lyfrau o ddiddordeb cyffredinol. Mae bil arall yn dangos fod Robert Williams, y gweinidog, a phennaeth yr ynys mewn gwirionedd, wedi talu £1.2.4 i Robert Davies, Factory Penycaerau ar 21 Hydref 1868 am nifer o 'pholio gwyn' a 'gwlanenau'. Dyma brawf eto fod yr ardal bron yn hunangynhaliol. Mae'r 'Ffatri' yn sefyll o hyd ar lan yr afon Daron rhwng Penycaerau a Rhoshirwaun, a fferm ydyw erbyn hyn.

Cadwyd sypyn o sieciau yn ystod 1875 ac un yn Awst 1882, i gyd o'r *National Provincial Bank of England* ym Mhwllheli. Maent wedi eu harwyddo gan Rees Griffiths yn codi symiau o bumpunt i fyny at y swm enfawr yr adeg honno o £159 ym 1882. Nid oes modd gwybod yn awr am ba beth yr oedd yn talu swm mor fawr. Mewn nodyn o Gaerdydd ar 12 Tachwedd 1874 cyfeirir ato fel Capt. Rees Griffiths, Bardsey Island. Ymddengys ei fod mewn busnes ar raddfa go helaeth ac yn benthyca yn ôl y ddalen hon:

£20

We Rees Griffiths and Robert Williams both of Bardsey Island Promise and Engage to pay under Mr. William Jones or to his order the sum of Twenty Pounds of British lawful money with interest yearly at the rate of Five Pound per cent per annum for Value received and witness our hands the 26 day of June 1863.

Rees Griffiths & Robert Williams.

Ffurfio croes yn lle arwyddo ei enw wnaeth y tyst Robert Evans, arferiad cyffredin ddigon, mae'n bur debyg, ymhlith trigolion Enlli yr adeg honno.

Rhywbeth yn debyg oedd y sefyllfa bymtheng mlynedd yn ddiweddarach, eto heb eglurhad, ac mae'r swm yn fwy o lawer.

Pwllheli 12 September 1878

£60

Three months after date, we, jointly and severally, promise to pay Messrs Pugh, Jones, & Co, Bankers, Pwllheli or Order at their Office here the sum of Sixty pounds for Value received.

Richard Griffiths, Tyn y coed, Morfa Nevin
& Rees Griffiths.

Sylwer mai enw newydd oedd yn cyd-arwyddo â Rees Griffiths y tro yma. Roedd Robert Williams wedi marw ddechrau Ebrill 1875.

Teitl uchelfrydol y ffynhonnell yw prif ddiddordeb bil arall — eto yn Saesneg — i 'Capn Griffiths for Chees, Soap, Curan and Rasin, Starch and Washing Powder', yn Rhagfyr 1862. Anfonwyd y bil o'r *Duke of Welling-*

ton Tea Warehouse, Palace Street, Carnarvon, am y swm o 12/3.

Erys dau fil. Soniais yn barod am y sgwner *Pilgrim* yn dadlwytho glo yn Aberdaron. Mae archeb ym mhecyn William Jones am lwyth o '45T 15C' o lo ym Mehefin 1908, ac a gariwyd i Enlli 'Per schooner "Sparling" Widnes Dock'. Talwyd y bil o £36.7.0 ('Discount 18/-') gan 'William Griffith, Hendy, Bardsey', ac yr oedd ef yn fab i Rees Griffiths. Y cyflenwr oedd Walter Roberts & Co., 4 Old Hall Street, Liverpool. Mae yma fil arall o'r un natur, sef deugain tunnell o lo ddiwedd Medi 1911, am £31.14.3, a William Griffith a dalodd eto. Y cyflenwr y tro hwn oedd Richard Williams, 7 Rumford Street, Liverpool. Roedd pris y glo yn para'n sefydlog ar 15/9 y dunnell ar y ddau achlysur. Ar yr ail dro y sgwner *Tryfan* oedd yn cludo'r llwyth.

Un llun yn unig, sydd ychydig yn fwy na cherdyn post, a amgaewyd yn y pecyn. Mae wedi gwywo a phylu fel y gellid disgwyl, ond darlun heb ddyddiad o Abersoch ydyw a hynny ymhell cyn y gweddnewidiad a welir yn y pentref yn awr. Enw John Thomas, Cambrian Gallery, Liverpool, sydd ar gefn y llun. Efe oedd y ffotograffydd cyntaf o Gymro i deithio trwy'r wlad er croniclo ei golygfeydd, ei thrigolion gwerinol yn ogystal â'i gwŷr cyhoeddus. Ymgymerodd â'i daith gyntaf ym 1867, ac y mae sicrwydd iddo ymweld ag Aberdaron ac Enlli ym 1886, ac Abersoch mae'n debyg yr un adeg. Mae hanes ei fywyd a'i weithgareddau wedi eu rhoi ar gof a chadw gennyf flynyddoedd lawer yn ôl yn *Ysgubau'r Meddyg*.

Mae'r ddwy eitem olaf yn y casgliad yn werth sylw unwaith eto er fy mod wedi cyfeirio atynt o'r blaen, ond mae hynny bron chwarter canrif yn ôl bellach. Dyma gynnwys y gyntaf ac mae'n ddiddorol ynddi ei hun, ond mae'n dangos hefyd fod gan y Parchedig Robert Williams, o gofio'r amgylchiadau, grap lled dda ar yr iaith Saesneg.

Bardsey Island July 1824

Account of all the expenses of what I paid to bury the Body That I catch out of Bardsey.

	£	s.	d.
to go to Carnarvon	1	1	0
For catch it		5	0
For send it cross & home back		10	0
The Clark		2	6
For liquor and ale		3	0
For Coffin	1	1	0
	3	2	6

Settled July 1824
Robert Williams.

Rhoddais bwyslais o'r blaen mai 'amseroedd geirwon oedd y rhain i'r morwyr ac i bobl glannau'r môr. Llongau bychain a oedd ganddynt a byddai'n frwydr galed yn aml ar dywydd tymhestlog i gyrraedd hafan a diogelwch.' Rhyw ddeunaw mis cyn 'Account' Robert Williams y collwyd cwch Enlli [y *Supply*] mewn storm enbyd y diwrnod olaf o Dachwedd 1822. Meddai Ieuan yn ei Alarnad:

> Dacw'r cwch bron iawn yn noddfa
> Diogelfa cuddfa'r cafn:
> Dacw Angau yn agoryd
> Ei gas enbyd wancus safn.

ac meddai ymhellach:

> Hyd rhaff angor prin oedd rhyngddo
> Fo a glanio yn ei le,
> Pan mewn cymysg derfysg dirfawr
> Trawodd lawr ar graig fawr gre'.

Collwyd chwech o ddynion gan gynnwys 'Thomas Williams, y *Llong-Lywydd*', ac fe gollwyd ei ferch Sidney hefyd. 'Garw loes wrth gwrr y lan.' Yn ôl Ieuan Lleyn adeiladwyd Goleudy Enlli 'yn haf y flwyddyn 1821', a hynny er gwaethaf gwrthwynebiad tad W. E. Gladstone yn ôl A. H. Dodd, *The Industrial Revolution in North Wales,* t. 123, a'r nodyn ar waelod t. 124. (Rwy'n ddyledus i G. T. Roberts am y cyfeiriad yma.)

Prin y mae gennym amgyffred yn awr am erchylltra'r 'amseroedd geirwon' ar arfordir Aberdaron yn unig yr adeg honno. Mae Cofrestr yr Eglwys yn ddadlennol. Mynych y gwelir cofnod — bob amser yn Saesneg — o gladdu 'Man found drowned name unknown'. Claddwyd cyfanswm o naw yn ystod Tachwedd 1859, canlyniad alaethus y storm enbyd a ddrylliodd y *Royal Charter,* ger Moelfre, ar 25 Hydref 1859, mae'n bur debyg. Bu trychineb fawr arall cyn hynny yn Ebrill 1830, pan gladdwyd saith o ddynion a naw o ferched mewn cyfnod o bedwar diwrnod gan John Rees, Ficer Aberdaron.

Drylliwyd y *Newry* — llong o bum can tunnell — 'ar graig bedair milltir i'r gogledd o Enlli ar 16 Ebrill 1830'. Roedd wedi hwylio allan o Warren Point, Carlingford Loch, Iwerddon, ddeuddydd ynghynt gyda phedwar cant o deithwyr gwerinol ar ei bwrdd — llafurwyr a gweithwyr ar y tir a'u gwragedd — a'u nod oedd Quebec. Amcangyfrifir y collwyd rhwng deugain a thrigain o fywydau, ac (yn ôl y *North Wales Chronicle*) fe ddaethpwyd o hyd i bedwar ar ddeg yn unig o gyrff, ac fe'u claddwyd ym mynwent yr hen eglwys Aberdaron — yn ddienw — ar 21 a 24 Ebrill. Enghraifft arall o erwinder y môr ym nhueddau Pen Llŷn.

A'r eitem olaf yn y sypyn yw llythyr o apêl gan fam mewn pryder oherwydd i'w mab fynd i'r môr a hithau wedi colli golwg arno.

I enclose a stamp[d] direct Envelope for answer.

J.J.
"Penslade Cottage"
West Street Fishguard Aug[st] 14th 1872

My dear Sir,

I received a letter from my son Benjamin James from Porthmadog July 5th last who informs me at that date that he has shipped On Board The Schooner Robert Williams of Carnarvon of which I have been informed by the Officer

Customs that you are the Owner; and I have not hear'd from him since :- Will you kindly inform me what the Name of the Master is and to what Port I can write to them too.

I am Dr Sir
Your Obd^t Servt
Jane James

R. Williams Esqr
Bardsey Isl^d
Carnarvonshire

Dyna lythyr cynnil a chymedrol o dan y fath amgylchiadau, a'r fam wedi bod yn pryderu am dros bum wythnos ynghylch ei bachgen. Ni chroniclwyd diwedd y stori, ac felly ni ellir ond dyfalu.

Fodd bynnag, mae'r llythyr o werth am ei fod yn profi fod Robert Williams yn berchen sgwner yn cario ei enw, a rhoi'r cliw 'of Carnarvon'. Felly roedd yn rhaid dilyn y trywydd yn y gobaith o ennill mwy o wybodaeth am y perchennog a'i gwch. Yr hyn a'm synnodd gyntaf oedd y ffaith fod gweinidog ar Enlli bron ganrif a hanner yn ôl yn gallu fforddio adeiladu a rhedeg *sgwner* — nid cwch. Ac yna cofiais am sylw William Jones y gof flynyddoedd lawer yn ôl y byddai 'pobol Enlli' yn fwy cefnog o lawer na thrigolion 'y tir mawr' — hynny yw, gwerinwyr pen draw Llŷn, ac eithrio, wrth gwrs, berchenogion y ffermydd mawr.

Mor bell yn ôl â'r flwyddyn 1811 roedd Edmund Hyde Hall yn ei gyfrol *A Description of Caernarvonshire* yn sôn am farchnad bysgod Enlli, gan bwysleisio'r crancod a'r cimychiaid, 'for which Liverpool offers them an advantageous market', brawddeg sy'n awgrymu y gwneid elw sylweddol. Cadarnheir hyn gan David Thomas yn *Hen Longau Sir Gaernarfon*, ac fe ychwanegodd 'y deuent [cychod Enlli] ag ychydig ganpwysi o lô yn ôl [o Lerpwl] i'w canlyn', ac yr oedd smyglo halen yn fwy proffidiol fyth. Efallai mai ar y fasnach bysgod a'r da pluog â Lerpwl y sylfaenwyd ffyniant Enlli, a bernid hefyd fod ei gwenith o ansawdd eithriadol a byddai galw mawr amdano.

Ac wrth sôn am smyglo halen gellir ychwanegu y byddai William Jones yn hoff o adrodd y stori am Huw Andro Ty'n Llan, Llanfaelrhys, yn nesu at draeth bychan diarffordd Porth Ysgo, Y Rhiw, gyda llwyth 'answyddogol' o halen o Ddulyn — ac nid am y tro cyntaf mae'n bur sicr. Cafodd fraw ysgytwol pan welodd ddau ecseismon yn disgwyl amdano ar y lan. Dyma argyfwng tyngedfennol, a Huw yn gweld cyfnod anochel o garchar yn rhythu arno. Haliodd i lawr yr hwyliau a chyda cymorth rhwyf cadwodd y cwch mewn dŵr bas — rhy fas i'w foddi ef ei hun, ond yn rhy ddwfn i'r ecseismyn ei gyrraedd. Tynnodd Huw y plyg yng ngwaelod y cwch, ac fel y suddai golchwyd y cargo o halen i'r môr. Na! ni fedrai'r ecseismyn *brofi* dim. Cafodd Huw ddihangfa, ac ymaith ag ef am Ty'n Llan gyfagos — mae muriau'r hen furddun yn sefyll o hyd — i gael dillad sych.

Ond mae'n bryd dychwelyd at Robert Williams a'i sgwner. Brodor o Aberdaron oedd Robert Williams ac fe'i ganwyd yn Y Gegin Fawr ym 1794. Nid oes modd gwybod pa bryd yr aeth i fyw i Enlli, ond mae'n eglur ei fod yno ym 1824 oblegid dyma'r dyddiad ar ei 'Account' am edfryd y corff â'r môr yn agos at yr ynys. Bu'n gweithredu fel blaenor a phregethwr yno am gyfnod cyn 'ei ordeinio i gyflawn waith y weinidogaeth yn y flwyddyn 1843'. Mae lle i gredu nad oedd ei faes llafur yn Enlli yn un hawdd i'w drin, ac fe welwyd cofnod i'r perwyl hwn gyda'r sylw 'bu yn ffyddlon yn cyflawni ei weinidogaeth ond heb weld ond ychydig o lwyddiant'. Mae'n amlwg ei fod yn ŵr o ddylanwad ar wahân i'w ddyletswyddau fel gweinidog, oherwydd yn ôl ei olynydd, y Parchedig W. T. Jones: 'Ceir hefyd yr edrychid ar y diweddar Robert Williams ar y "tir mawr" nid yn unig fel esgob, ond hefyd fel brenin yr Ynys . . . ac mae Jane (Siân) Williams ei wraig ydoedd y frenhines'. Gwelwyd nodyn arall yn *Y Traethodydd* (1856) yn sôn: 'Er ys ychydig yn ol, dewiswyd y pregethwr yn llywydd yr holl wlad'. Yn ôl *Hen Ddyddiadur o Enlli:* 'Ebrill 4, 1875. Bu farw heddyw y Parchedig Robert Williams, Hen Dy yn 81 mlwydd oed, ac a gladdwyd Ebrill 8 1875 yn Mynwent Enlli'. Mae carreg ei fedd i'w gweld yno o hyd, ac fe ddywedir arni iddo bregethu yn Enlli am 46 mlynedd. Nid amhriodol yw nodi fod yr ysgrif yn yr *Hen Ddyddiadur* yn rhoi yr unig gipolwg mewnol ar gyflwr Enlli rhwng dechrau 1875 a diwedd 1898. Fe welir coffâd am yr hen weinidog yn *Y Goleuad* 17 Ebrill 1875, a chyda nodyn ychwanegol 22 Mai 1875.

Ni chyfeiriodd David Thomas at long o'r enw *Robert Williams* yn nhre Caernarfon, ond fe gofnodir ganddo ddarfod i Ellis Evans adeiladu sgwner o 64 tunnell ym Mhorth Dinllaen ym 1864, a'i henw oedd *Robert Williams.* Hwylustod yn sicr oedd i'w gweinidog gael adeiladu ei gwch nid nepell o Enlli, ac mae'n debyg fod yn rhaid ei gofrestru yng Nghaernarfon — felly roedd 'of Carnarvon' Mrs. James o Abergwaun yn gywir.

Mae'n demtasiwn ymdroi am funud ar y traeth ym Mhorth Dinllaen, oblegid fel y soniais o'r blaen wrth ddyfynnu David Thomas — tybed a ddaeth gweision y ffermydd cyfagos yno 'i durio gwely i'r llong yn y tywod, erbyn deuai'r llanw i mewn, i beri iddi nofio yn gynt', a chael gwahoddiad ar ôl eu llafur i 'ginio'r lansh'? Tybed a draddodwyd pregeth lansho ar ei bwrdd yn enwedig gan mai gweinidog oedd ei pherchen? Mae David Thomas yn sôn am amgylchiad o'r natur yma, meddai: 'a phregethodd Ieuan Gwyllt ar fwrdd y *Sibyl Wynn* pan lanshwyd hi ym Mortinllaen yn 1873 . . .' Efallai fod maint llong yn fesur o'i haeddiant i hawlio'r fraint o bregeth lansho. Roedd y *Sibyl Wynn* yn glamp o long — brig o 186 tunnell.

Cefais lythyr gan William Jones yn egluro mai 'mab-yng-nghyfraith y Parchedig Rot Williams ydi Capt. Rees Griffith[s] a welwch yn y papurau', a'r capten yn ei dro 'yn daid i'r brodyr Roberts, Hendre Bach, Rhosfawr', [ger y Ffôr].

Priodol yw trafod ychydig o hanes gyrfa Rees Griffiths er nad brodor o Enlli mohono, oblegid fe ddaeth yn ŵr o ddylanwad ym mywyd yr ynys am gyfnod hir. Yn y lle cyntaf roedd iddo statws oherwydd ei berthynas deuluol â'r pennaeth, ac yn ail ar bwys ei ddoniau morwrol. Ganwyd Rees Griffiths ym Medi 1826 yn fab i Griffith a Ruth Richard, Bryn Mawr, Anelog. Yng nghyfrifiad 1861 fe'i disgrifiwyd fel 'Seaman M.T.', ac ar 26 Chwefror y flwyddyn honno fe briododd Ann, a'u cartref oedd Hendy, Enlli. Erbyn cyfrifiad 1881 roedd Rees Griffiths yn 'Master of Ship and Farmer of 10 acres', a'i wraig yn 'Captain's wife', ac yn ôl traddodiad sy'n parhau yn Hendre Bach yr oedd yn gofalu ar brydiau am iot yr Arglwydd Newborough ymhellach ymlaen.

Bu iddynt dri o blant: Ruth, ac wyrion iddi hi yw'r Parchedig Athro Gwilym H. Jones, Bangor, a'r Parchedig E. Lloyd Jones, Llandudno; William, ni chafwyd plant o'i briodas ef, ond mae'n ddiddorol nodi ei gysylltiad â William Jones, Gladstone, sef brawd-yng-nghyfraith; a Jane, a'i hwyres hi yw Mrs. Nan Parri, Caernarfon. Bu farw Rees Griffiths 24 Mawrth 1900, yn 74 mlwydd oed.

Mae'n sicr mai Rees Griffith oedd capten gweithredol y *Robert Williams*, a bod ganddo siâr ynddi ac yn yr elw — os oedd elw! Erys peth dirgelwch ynglŷn â'r sgwner. Paham y bu i'w pherchennog aros nes bod yn ŵr deg a thrigain oed cyn ei harchebu? P'le roedd ei phorthladd cartref sefydlog? Ni fedrai unrhyw long angori'n ddiogel yn ymyl Enlli ond am amser byr. Tybed ai'r bwriad oedd rhoi gorau i'r 'Bardsey boats' a fu'n rhedeg yn ôl ac ymlaen i Lerpwl am amser maith — hen gychod agored, trwm, llydan gyda'u 'dau flaen' nodweddiadol, gyda chwech fel rheol o ddynion cyhyrog wrth y rhwyfau os nad oedd digon o 'frisin' i lenwi'r hwyliau? Roeddynt o'r maint cymesur i lanio'n hwylus a dadlwytho yn Y Cafn — 'diogelwch cuddfa'r Cafn'. Mae rhinweddau mordwyol cychod ar y ffurf yma wedi'u cofnodi mewn hen benillion sydd ar gadw o hyd yn yr ardal. Dyma linellau dechreuol un o'r 'rhigymau' — term yr awdur ei hun:

> Mae'r lle y ganwyd fi
> I'w gael yn Aberdaron,
> A'm hatgof mwyaf byw
> Yw cwch fy nhad, sef SALMON;
> Hen gwch a holltai'r dòn ar daen,
> Hen gwch oedd SALMON a dau flaen.
>
> Fe welech ef yn mynd
> Am Enlli, lawer tro?
> Os doi y dòn o'i ol
> Ei hollti a wnai o;
> Ac os o'i flaen doi moryn cry'
> Cai frath o'i "fow" am fod mor hy'.
>
> Hen deulu Enlli i gyd
> Edmygent gwch fy nhad.
> A thybient nad oedd gwch
> Cyffelyb yn y wlad;
> Am "weddro tywydd" gwaetha i raen
> A'i fantais ydoedd ei DDAU FLAEN.
>
> Meddyliais lawer iawn
> Am SALMON — yr hen gwch,
> Ar lawer stormus nawn
> A'r tònau'n lluchio'n fflwch —
> Mai gwirion iawn — a dweyd yn blaen,
> I neb gael cwch ond cwch DAU FLAEN.

* * * *

Yna trodd yr awdur i foesoli tipyn — tuedd anochel braidd yr adeg honno — yn y penillion dilynol, ac nid oes angen eu dyfynnu yma, ond fe'n sicrheir ar y diwedd:

> Fe hyllt ei "stern" dòn ola'r byd,
> A thiriai "fow" i'r hafan glyd.

Bardd gwlad annwyl — J. T. Williams, Bod Eilias, Pistyll — oedd yr awdur, ac fe welir y gyfres o'r penillion yn gyflawn yn ei gyfrol *Y Pistyll Cyntaf* (1920). Yn ddiamau bu ef ar un adeg yn bur gyfarwydd â'r Swnt a'i deitiau — 'a'r tònau'n lluchio'n fflwch' — oblegid pan oedd yn ddyn ifanc bu'n atgyweirio ac ailadeiladu'r ffermdai ar Enlli. Merch Cadlan Isaf, Llanfaelrhys, oedd ei briod, a'u mab hwy oedd Tom Nefyn.

Ar yr ochr arall nid afresymol yw dychmygu'r partner iau, y mab-yng-nghyfraith, yn datgan ei farn y dylid 'symud ymlaen gyda'r amseroedd', gan haeru y byddai sgwner newydd sbon yn gyflymach o lawer na'r 'hen cychod 'na', ac yn fwy dibynadwy. Mae'r un mor hawdd cael cipolwg ar yr hen weinidog — 'llywydd a brenin yr ynys' — mewn gwth o oedran erbyn hyn, yn rhy ddiymadferth i wrthsefyll y 'plan i foderneiddio'r busnes'. Mae'n amlwg o ailedrych ar y benthyciadau cynyddol a ddyfynnwyd yn barod — ac mae'n bosibl fod eraill nas gwyddom ddim amdanynt — fod 'anawsterau', masnachol yn hytrach na phersonol, ac fe welir i'r helbulon barhau am nifer o flynyddoedd. Efallai ei fod yn arwyddocaol i'r 'anawsterau' ymddangos am y tro cyntaf, hyd y gwyddom, ym 1875, blwyddyn marwolaeth Robert Williams.

Methiant fu'r ymdrech i lwyr ddatrys y trafferthion ariannol, ac nid yw hynny o bwys. Mae'n wybyddus mai perchennog y *Robert Williams* erbyn 1881-82 yn ôl *Lloyd's Register* oedd W. Evans, Porthmadog, ac mai efe oedd y capten hefyd. Nid yw union ddyddiad y gwerthiant ar gael, na'r pris a dalwyd amdani chwaith. Yr hyn a barodd gryn syndod oedd na roddwyd gair am y sgwner yn ewyllys y Parchedig Robert Williams, dyddiedig Ebrill a Hydref 1874. Yr adeg honno nid oedd y sgwner ond dengmlwydd oed ac mewn cyflwr boddhaol, mae'n siŵr, felly roedd yn eitem werthfawr. Ond y rheswm am hyn, wrth gwrs, oedd y ffaith fod

Capten Rees Griffiths yn rhannol berchen ar y llong, ac o gofio oed ei dad-yng-nghyfraith erbyn hynny mae'n rhesymol awgrymu mai'r Capten ei hun oedd y cyflawn feddiannydd.

Yn y *Register* ym 1871-72 cofnodir mai R. Griffiths oedd capten y *Robert Williams,* ac mai 'R. Griffiths and Co.' oedd y perchenogion. Ei phorthladd oedd Caernarvon, ond Porth yr Archwiliad — *Port of Survey* — oedd Porthmadog, ac fe'i disgrifid fel *Portmadoc Coaster.* Bu'r sgwner dan archwiliad yn Hydref 1869, yn Chwefror 1874 ac yn Awst 1876, a chyn diwedd y flwyddyn honno fe'i gwerthwyd i R. Davies a W. Evans — y ddau o Borthmadog. Mae diwedd y stori yn drist, fe ddrylliwyd y *Robert Williams* yn Afon Hafren ym 1883.

Rwyf am fentro cynnig dau air yn unig o esboniad, ar draul gor-symleiddio'r broblem — a'r geiriau hynny ydynt 'gwella trafnidiaeth'. Roedd y trên wedi cyrraedd Pwllheli ers rhai blynyddoedd, ac wedi cael digon o amser i'w brofi ei hun yn hwylustod enfawr ac anhepgorol i Ben Llŷn, i gario'r cynnyrch allan ac i ddod â nwyddau i mewn. Roedd y ffyrdd wedi'u tacluso, a chyfleusterau teithio wedi newid er gwell gyda breciau mawr, megis rhai Tocia, a rhai cyffelyb fel Tir Gwenith, mewn ardaloedd cyfagos yn rhedeg yn rheolaidd. Yn raddol iawn yn wir y tyfodd yr ymwybyddiaeth fod oes y sgwneri, a'r *Robert Williams* yn eu plith, yn dirwyn i ben. Nid oedd modd iddynt wrthsefyll y gystadleuaeth drafnidiol, ac yn araf a diwrthdro edwinodd yr hen drefn. Cyfnewidiwyd llithriad gosgeiddig a hudolus y sgwner a'r brig am ruthr swnllyd a myglyd y trên. Roedd yr hen ffordd o fyw yn graddol ddiflannu o flaen ein llygaid.